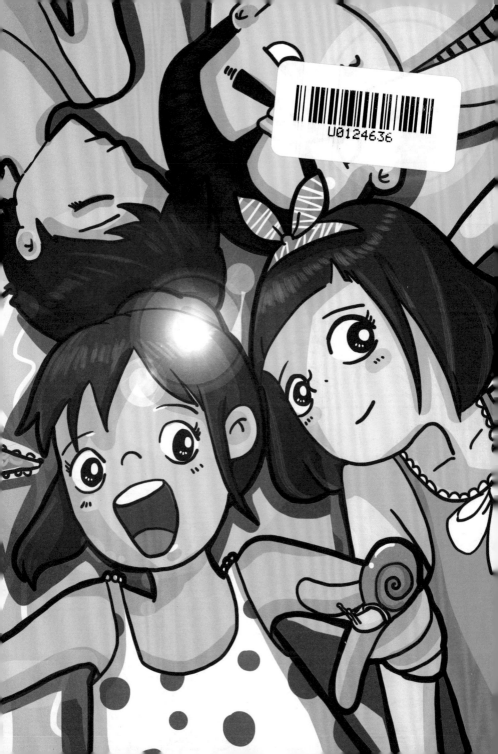

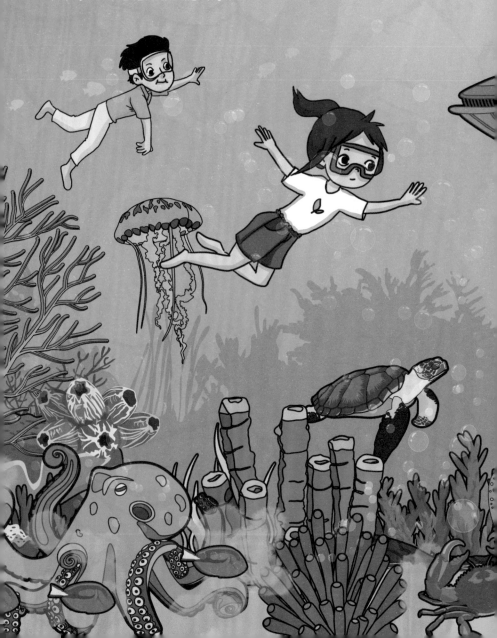

大海奥妙无穷，又神秘莫测，埋藏着无穷无尽
的宝藏。这个暑假，小茯苓和三个小伙伴决定
去爷爷家的海边挖些宝藏回来。

在寻宝的过程中，他们认识了会生孩子的爸爸、会喷墨的"胆小鬼"，更是了解了"鱼翅"的悲惨来源，见识了长在绳子上的"美味"，还体验了"会呼吸的房子"，为了保护美丽的珊瑚礁，他们还与坏人展开了英勇的斗争，小莜苓更是如愿以偿见到了传说中的美人鱼。

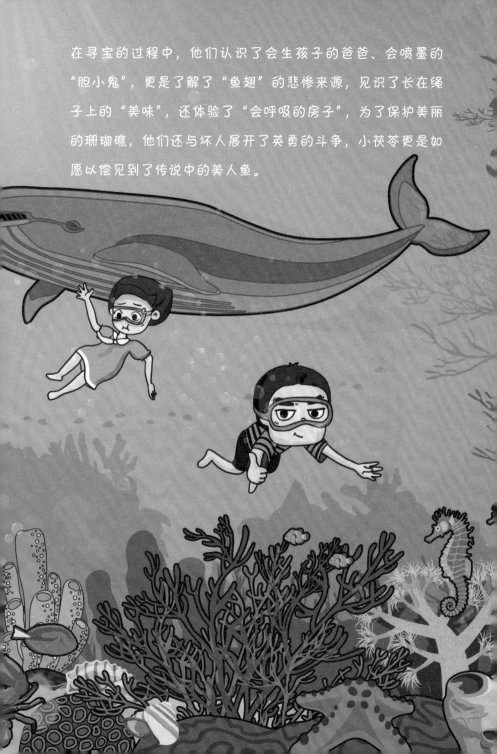

他们最后到底有没有挖到宝藏呢？小
伙伴们，让我们跟他们一起开启寻宝
之旅吧。

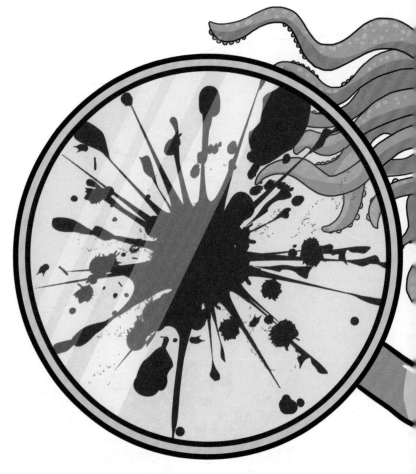

目录

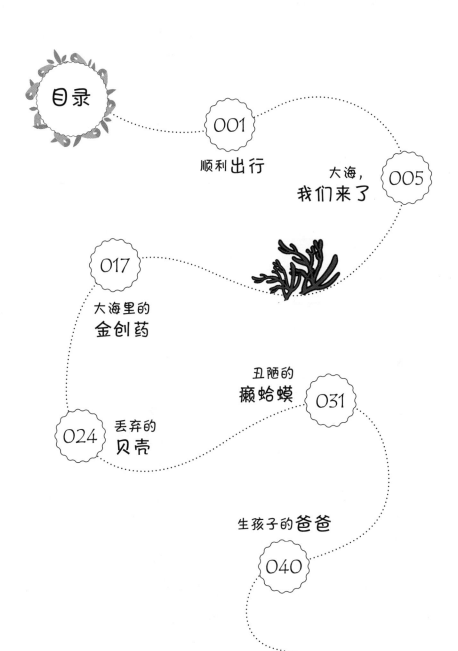

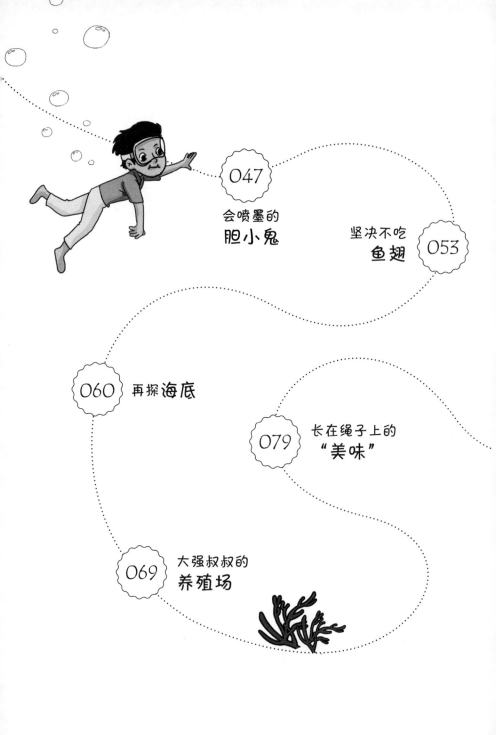

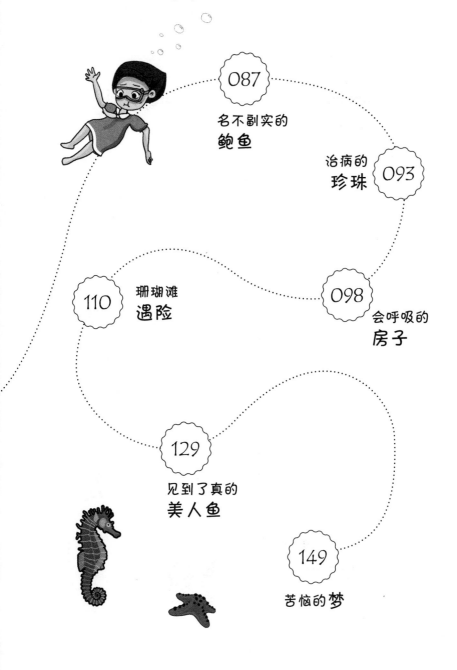

人物介绍

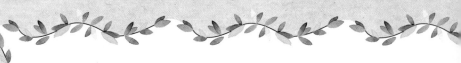

小茯苓

爸爸是位中医大夫，给她起了个名字——小茯苓，希望她能像松树旁的一团灵气。小茯苓从小就与别人不一样，她的小脑袋里充满了各种稀奇古怪的想法，总是做着与众不同的事情。在小伙伴心目中：她是个标准的女汉子，路见不平，拔刀相助，但有点小粗心，也有些小急躁。

林夏夏

毛毛口中的"大小姐"，大家心中的乖乖女，胆子小，身体弱，刚开始探险时，总会出一些让人担忧的状况。这样一个文静胆小的女孩子，能跟随小伙伴们完成探险任务吗？

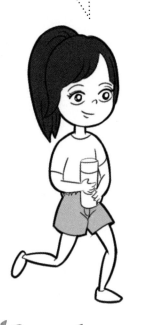

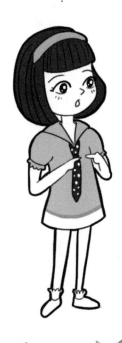

田小七

小莜苓心中的偶像，高高的帅小伙，爱帮助别人，幽默风趣，知识渊博。虽然看起来很自信，但害怕失败，不敢挑战新事物，只愿意做那些有把握的事情，小莜苓能改变他吗？

毛毛

小伙伴心目中标准的调皮孩子，自认为是个学渣，但好奇心强。在探险的过程中，他既领悟到知识的神奇魅力，也状况百出，面对强悍自己多倍的敌人，他能否化险为夷呢？

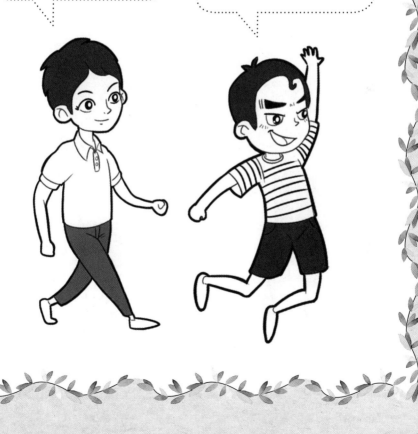

爷爷

曾经大名鼎鼎的猎人，后来却放弃了打猎。是什么原因让爷爷放弃打猎了呢？又是什么原因让爷爷重新拿起了猎枪？

李小帅

海边渔民家的小孩，身材瘦小，面色黝黑，但非常机灵和聪明。常年跟随爷爷在海上摸爬滚打，对家乡的一切充满了热爱。面对破坏珊瑚礁的坏人，他和小伙伴们会怎么做呢？

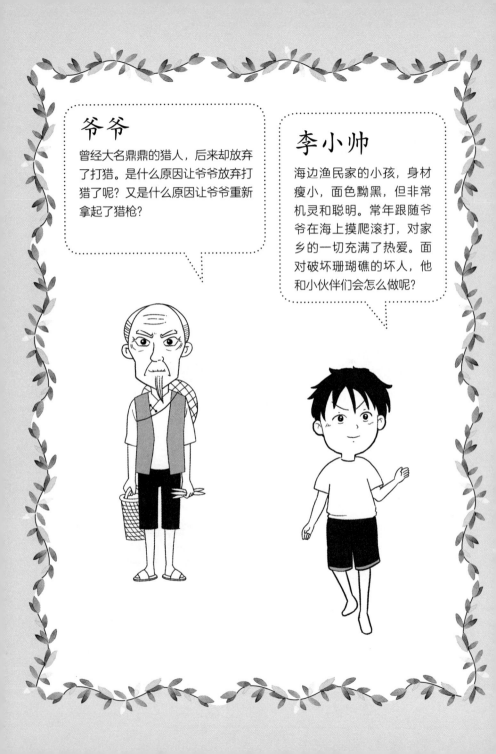

顺利出行

"叮铃铃……"

下课铃声响了，教室里立刻发出一阵阵欢呼声。今天是这个学期的最后一天，每个人都兴高采烈地收拾着东西，准备回家过一个快乐的暑假。

小茯苓、田小七、林夏夏和毛毛四个小伙伴尤其高兴，因为他们要去做一件从来没有做过的事——赶海。

大海是他们最向往的神圣之地。它奥妙无穷，又神秘莫测，埋藏着无穷无尽的宝藏，他们决定去挖掘些宝藏回来。

去年暑假，他们在小茯苓爷爷家度过了一个终生难忘的假期。今年他们打算去海边玩，顺利出行的前提是保证考出好成绩。只

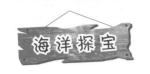
要考出好成绩，暑假就不会被逼着上各种辅导班了，就能有时间出去玩了。

为了实现这个目标，除了田小七，其他三个小伙伴可算是拼了命。尤其是毛毛，不光跟他的游戏彻底拜拜了，还把"好好学习，天天向上"的口号喊得山响：上课腰板挺得笔直，课下追在田小七屁股后问问题。

功夫不负有心人，毛毛暑假期末考试成绩不但没有像以往那样垫底，反而挤进了班级前十名，乐得他爸爸直咧嘴，一高兴，不仅爽快地"恩准"了他们的暑假欢乐行，还特批了一笔行动基金，让他们吃好、喝好、玩好，这在以往可是从来没有过的事情。因为一年前，为了戒掉毛毛打游戏的瘾，毛毛爸爸可是想了很多办法，其中之一就是断他的"财路"。

就这样，在一片欢乐祥和的气氛中，几个小伙伴"兵不血刃"地击破了来自爸爸妈妈们的"堡垒"，带着大包小包心爱的零食，顺利坐上了开往小茯苓爷爷家的火车。

这次赶海是他们慎重商量的结果。一来实在想念爷爷和赵子叔叔，二来虽然爷爷家坐落在阴暗潮湿的大森林里，但所在的城市地理位置却得天独厚，南北西三面各有一座大山将它温柔地揽入怀中，郁郁葱葱的群山给予了这片土地最坚实的依靠。而滋养它生命，给它带来长盛不衰活力的，恰恰是它东向的那片大海，那片大海就是小伙伴们的目的地。

坐了一天火车，又坐了六个小时的长途汽车，他们终于看到了等候许久的爷爷。

"爷爷……"

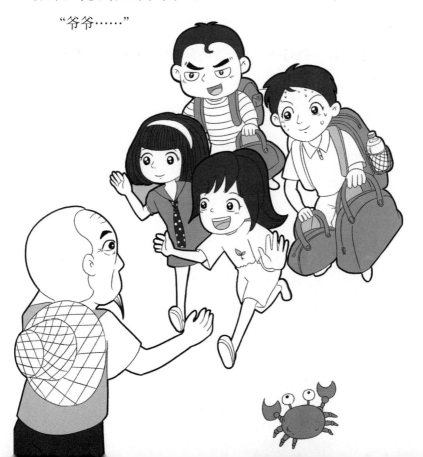

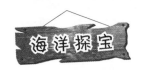

"爷爷，我好想你啊……"

见到爷爷，小茯苓和林夏夏连行李都顾不上拿，飞快地向爷爷奔去。

"哎，哎，行李……"田小七两只手里拎着满满的行李，边跑边喊。

"女人，真是麻烦。"毛毛嫌弃地撇撇嘴，无奈地追了上去。

就这样，他们再一次坐着马车来到了爷爷的小木屋。

大海，我们来了

吃过晚饭，小伙伴们围拢在爷爷身边，兴奋不已。

"去年暑假，咱们在森林里寻了仙草，今年暑假也定个目标吧。"自从班主任刘老师让定学习目标后，林夏夏动不动就把目标两字挂到嘴边。

"不是早就定好了吗?"毛毛懒洋洋地说。

"什么?"其他三个小伙伴一脸懵圈。

"我爸不是说了嘛，吃好——喝好——玩好啊。"毛毛故意拖着长长的腔调。

"臭毛毛，就知道吃。"小茯苓打趣他。

"什么就知道吃啊，我还知道玩，好吧!"毛毛同学为自己辩解。

"丢人。"在对待毛毛这个"敌人"时，

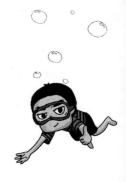

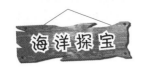

林夏夏一向与小茯苓蹲在一个"战壕"里。

"毛毛说得也有道理，咱们都辛苦一年了，好不容易盼到放假，今年暑假就吃好喝好玩好。"老师眼中的好学生田小七居然一反常态，跟玩结成了朋友，这要让班主任知道了，还不得惊地眼珠子都瞪出来。

其实小茯苓和林夏夏心里巴不得玩个痛快，只是这个提议是毛毛提出的，她俩肯定要反对一下，好像毛毛赞同的，她俩不反对一下，就浑身不舒服。如果这个提议是田小七提出来的，那就另当别论了。

"呵呵"，连爷爷都笑了起来，"你们几个娃娃啊，才多大啊，就目标目标的，也不嫌累，今年就玩吧。"

既然爷爷都开口了，小茯苓和林夏夏本来也是想玩的，就满口答应了。

"爷爷，明天就带我们去赶海吧。"小茯苓提议。

"我只跟爸爸去过旅游的沙滩，全是细细的沙子，可没意思了。这次我要去赶真正的海。"林夏夏挥舞着拳头，表达着自己的决心。

"去闻闻大海的味。"毛毛故意吸吸鼻子。

"你们几个小家伙，知道什么是赶海吗？"爷爷笑眯眯地望着大家。

"捉螃蟹、捡贝壳！"

"捞小鱼、逮小虾！"

"挖蛤蜊！"

小伙伴们摩拳擦掌，一副跃跃欲试的样子。

爷爷点点头，缓缓地说道："赶海就是海水退潮后，一些行动慢的生物被留在沙滩上，咱们去捡。"

"这些太easy（容易）了，最好捡条美人鱼回来。"小莜苓迫不及待了。

"幼稚，哪有什么美人鱼，梦里去捡吧，只有梦里才有美人鱼。"毛毛毫不留情地击破了小莜苓的美梦。

"怎么没有？爷爷以前给我讲过，在海底住着龙王爷和它的千万虾兵蟹将，孙悟空的金箍棒就是东海龙王的定海神针。"林夏夏不愿从美好的童话故事里醒过来。

"哈哈，大小姐，那些都是封建迷信，也就你们这种幼稚的小女生才信。"毛毛对

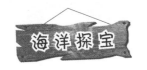

于两个女生的幼稚哭笑不得。

"这也说不准，其实，有些被认为在远古时代灭绝的动物，在现代却被发现了。比如说大熊猫，19世纪的生物学家认为它们已经在地球上灭绝了，却在1869年又有了首次发现的记录，后来的半个多世纪，一直没有发现它。直到1937年人们才捕捉到了世界上第一只活的大熊猫。还有一些被认为灭绝的鱼，后来也被发现了。"田小七不愧是学霸，洋洋洒洒长篇大论。

"说不定世界上真的有美人鱼。"小荍苓眨巴着眼睛，满眼憧憬。

"嗯，早在2300多年前，古巴比伦就曾有过美人鱼的记载，我国宋代《祖异记》中也有美人鱼的记载。后来，俄罗斯科学家就曾设法捕捉到了一条人鱼宝宝。"田小七的话重新点燃了小荍苓心中的希望。

小伙伴们都沉默了，或许在海洋的某一个地方，真的存在很多美丽的美人鱼。

"好了，今晚好好休息，明天一早就出发。"一直沉默的爷爷磕了磕旱烟袋，打断了孩子们的沉思。

第二天一早，天刚蒙蒙亮，爷爷就喊大家起床了。胡乱扒拉了几口早饭，四个小家伙迫不及待地启程了。

到了海边，正好赶上退潮，只见海水哗哗地往下退，大朵的浪花拍到沙滩上发出调皮的欢笑声，被海水浸蚀成千疮百孔的礁石，此时也露出了它狰狞的面目。黑石白水，远远看去就像一幅移动的水墨画。

退潮后的海滩就像一个聚宝盆，充满了诱惑。海滩上随处可见散落的蟹、螺、鱼、蚝和各种叫不上名字的贝类；岩缝中，上百只惊慌失措的小螃蟹藏在里面，密密麻麻地挤在一起，等待潮水的回落；礁石与礁石之间的水窝里海水清澈见底，成群的小虾嬉戏穿梭，五彩斑斓的小鱼优哉游哉地游来游去，一惊就散。

"大家一定要注意安全，尤其是那些龇牙咧嘴的礁石，锋利得很……"

"知道啦，爷爷。"

不等爷爷说完，几个孩子急切地连裤脚都来不及挽，就提着小铲子、小水桶争先恐后地奔向沙滩了。

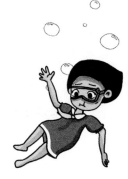

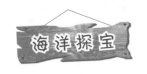

这群城里长大的孩子虽然都有沙滩旅游的经历，但真正的赶海还是第一次。他们以为大海退潮后的黑色滩涂是他们往常踩过的柔软沙滩，哪知一脚踩下去，黑污泥咕噜噜地从脚趾缝里冒上来，很快就淹没了整个脚背，然后是脚踝、脚腕、最后是小腿，感觉凉飕飕、滑溜溜的，吓得胆小的林夏夏"啊啊"大叫。

田小七顺着别人踩过的脚印行走，哪知有个脚印里边是空的，一脚下去，洞里的水"噗噗"直往上冒，把他的裤子、背心和脸溅得全是泥水，真是尴尬，惹得大家哈哈大笑。

"哎呀，这里有好多蟹子，你们快过来。"跑在最前边的毛毛大声召唤大家。

大家急慌慌地跑了过去，只见那些平日里耀武扬威、横行霸道的小东西，此时失去了海水的庇护，从泥滩中张皇失措地伸出小脑袋，左瞅瞅，右看看，发现情况不对，正吓得落荒而逃。

"这么多螃蟹，这是在开大会啊。"小茯苓也学会了调皮。

毛毛伸出五指山，下手就去抓，突然，"哎哟"一声，原来是被螃蟹的大螯夹住了手，疼得他上蹿下跳直甩手，怎

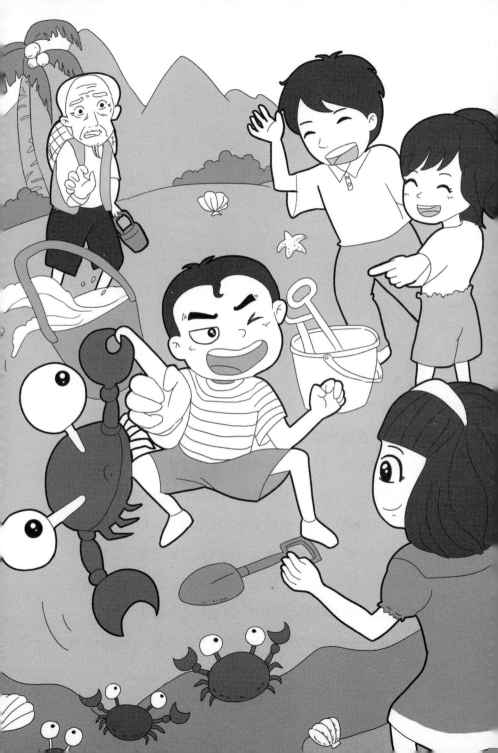

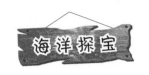

奈那只螃蟹虽然个头不大，脾气倒不小，本着"咬定青山不放松"的豪迈气概，死也不松口。

"哈哈哈哈……"看到毛毛的糗样，三个小伙伴笑得前仰后合。

"让你逞能，不听我说完就跑得跟兔子似的。"爷爷急急忙忙追了上来，慌忙把螃蟹的两只钳子从毛毛的手指上拔了下来。

"哎呀，好疼啊。"毛毛委屈地审视着遭难的手指。

爷爷没理会他的"娇气"，寻找着新的目标。此时，又一只不长眼的螃蟹探头探脑地爬了出来，爷爷边抓边示范给大家看："捉螃蟹要有技巧，先按住它的顶盖，再用手指将它的蟹夹住，再厉害的螃蟹也夹不着你了。"

经爷爷一"点拨"，小伙伴们立马掌握了捉螃蟹的"诀窍"。

"看你往哪儿跑?"面对毛毛的围追堵截，几只"穷凶极恶"的螃蟹不甘心束手就擒，一边挥舞着两只青色的铁钳虚张声势，一边伺机逃窜，奈何怎么神通广大，也逃不过毛毛的五指山，顷刻间就当了俘虏，再也神气不起来了。

小茯苓忙着拣躲在礁石下的海瓜子、海蛏（chéng），挖藏在细沙中的花蛤、香螺，田小七则忙着撬长在岩石上的海蛎子，林夏夏捡海螺、捋海藻……大家忙得不亦乐乎。

太阳升到半天高了，火辣辣地照着海滩，赶海的人们三三两两地散去，喧闹的海滩渐渐恢复了平静。

孩子们白皙的皮肤都被晒得通红，小水桶、小竹篮里都装得满满了，这才恋恋不舍地回到爷爷身边，叽叽喳喳地开始检视"战利品"：浑身是刺的海胆，美丽可爱的花蛤，长相丑陋的海参、海肠，美丽的海星，黑不溜秋的泥螺……

满载而归。

回到家，田小七和毛毛帮着爷爷架起树枝，生起篝火，用铁板烤海鲜吃。海蛎子、海蛤、海虹一个个排在烤架上，只听"啪嗒"一声响，紧闭的贝壳便张开了嘴，露出柔嫩多汁、肥美的壳肉，壳里的汁冒着泡溢到铁板上，滋滋地冒着热气。

小茯苓和林夏夏忙着给爷爷打下手。不一会儿，满满一桌丰盛的午饭摆上了桌：海菊花蒸鸡蛋羹、咧着嘴的肥美蛤肉、萝卜海带豆腐汤、红彤彤的笼蒸螃蟹、毛蚶海鲜汤……

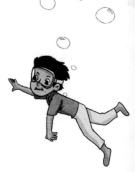

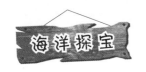
看着就让人馋涎欲滴。

　　"好吃，真好吃!"

　　"太美味了!"

　　"好鲜呀!"

　　几个小家伙边吃边赞不绝口，吃得满嘴满脸都是油，小肚子胀得鼓鼓的。终于，一个个心满意足、东倒西歪地睡下了，只剩下满地狼藉。

　　晚上，小苡苓发现自己变成了一条小人鱼，正绕着五颜六色的珊瑚惊奇地打着转儿! 她既高兴又兴奋，欢快地向大海深处游去，美丽的小丑鱼与她擦肩而过，色彩斑斓的水草在脚边飘动；奇形怪状的小鱼虾在珊瑚礁之间藏来藏去……

　　她越游越远，越游越开心。

　　突然，身下传来"救命"的喊声，她低头一看，原来是几个巨大的"蚌"，它们的表面有一道道隆起的肋和很深的肋间沟，呈放射状排列，壳的边缘有像荷叶样的波纹。这些蚌实在太大了，简直比家里的澡盆还要大，其中一个"澡盆"里居然有一个美丽的女孩，不，确切地说是一条漂亮的美人鱼，因为她上半身是一个披着金色长发的美丽女孩，下半身却是披着鳞片的漂亮鱼尾。美人鱼使劲挣扎着想爬出"澡盆"，可是"澡盆"实在太大，也太光滑了，她根本爬不出去，只好冲

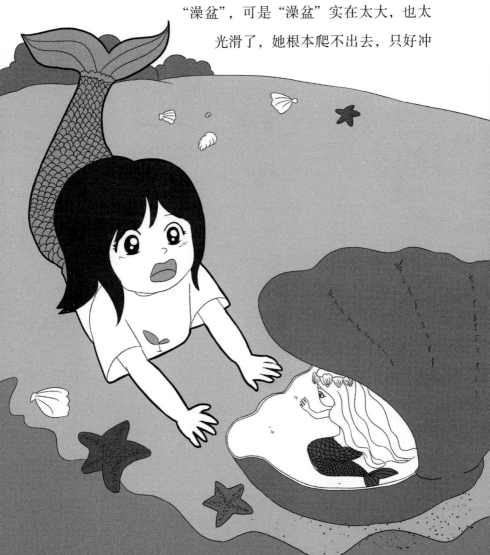

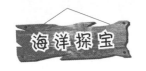

着小茯苓，大声喊救命。

小茯苓急忙游过去帮忙，她趴在壳边上，伸出手，想把小美人鱼拉出来，可是壳太大了，她的手距离美人鱼的手还有一段距离，她使劲伸手，突然，两片蚌壳猛地关闭了，把她的手也夹住了。

"好疼啊。"小茯苓疼得眼泪都流出来了。她拼命挣扎，可是越挣扎越疼，正急得满头大汗时，突然被踢了一脚，猛地睁开眼睛，啊，原来是一场梦！

她一扭头，惊讶地发现林夏夏正捂着肚子，满床打滚……

大海里的金创药

　　或许是海鲜吃多了，后半夜林夏夏突然肚子疼、吐酸水。开始还能忍着，后来疼得实在厉害，直到惊动了同床的小茯苓。

　　"谁带吗丁啉了？"

　　"谁会带那玩意儿。花露水、感冒药、防蛇药我倒是都带了，就没带治胃的药。"第一次面对这样的情况，几个小伙伴感到束手无策。

　　"爷爷，去医院吧。"看到林夏夏疼得满床打滚，小茯苓无奈地提议。

　　爷爷紧缩着眉头，两眼盯着黑洞洞的窗外，沉默不语。

　　夜晚的森林本应很美，可今晚偏偏没有

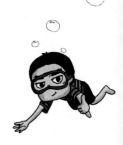

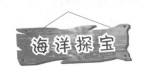
月光，黑漆漆的森林仿佛一个张开了血盆大口的怪物，只有
窸窸窣窣的树木摇晃声和此起彼伏的虫鸣声传来，给人一种
说不出来的恐怖。

"外边黑得伸手不见五指，山路崎岖，马车驾不出去，
两个小时也到不了医院。"说完，爷爷转身走了出去。

"啊？那怎么办？"大家你看看我，我看看你，眼里全是
茫然。

正在大家不知所措时，爷爷抱来了一个黑乎乎的瓦罐，
那瓦罐看起来有些年头了，罐身上留有斑斑驳驳的痕迹，仿
佛逗留着岁月的沧桑。

只见他从瓦罐里抓出一把粉末，包在纱布里，混到晚上
剩下的稀饭里，又煮了起来。

"爷爷，这是干什么啊？"田小七问出了小伙伴们的
心声。

爷爷沉默不语。三个小伙伴，你看看我，我看看你，面
面相觑。

大约煮沸了五分钟，爷爷盛出一碗稀饭，让小茯苓喂林
夏夏喝下了。

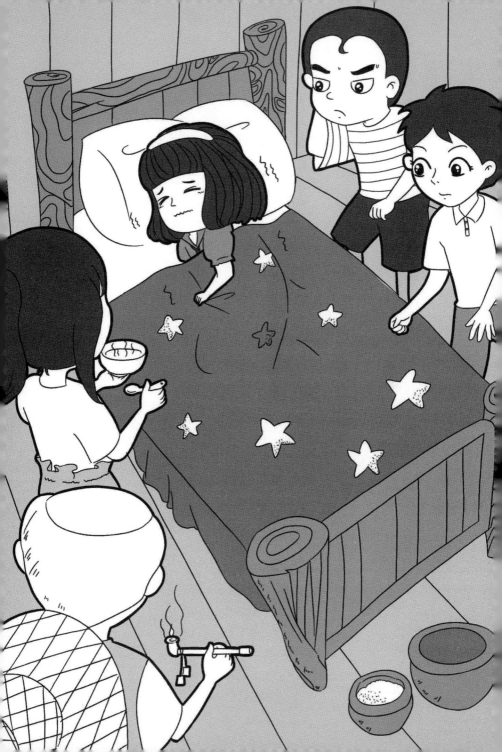

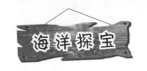

"等会看看情况再说，不行再去医院。"爷爷拿起旱烟袋刚点了火，想起来眼前还有个病号，起身到门外去了。

说来也真奇怪，也就十分钟左右的时间，爷爷的两袋旱烟还没抽完，就听林夏夏虚弱地喊道："我不想吐酸水了，肚子也不那么疼了。"

"爷爷真是华佗再世。"

"比太上老君的灵丹妙药还灵啊。"

"太上老君的仙丹也不如爷爷的药灵。"

几个小伙伴一扫刚才的焦灼，欢呼雀跃起来。

千穿万穿，马屁不穿。

爷爷笑眯眯地笑纳了几个孩子的马屁，"小茯苓好好照顾夏夏。你俩回去睡吧。"爷爷子挥了挥手里的旱烟袋，示意两个男孩去休息。

"爷爷，你刚才给夏夏吃的什么？怎么这么神奇啊？"田小七好奇心大起。

"是啊，我得看看是啥宝贝。"毛毛扑过去抱住了瓦罐，直接下手去掏。

"小心，别碰撒了。"爷爷忙不迭去阻止，"是乌贼骨，上次在城里的饭店门口，别人扔掉我正好捡回来，用瓦片焙干后磨成了粉。”

“乌贼还有骨头啊？”毛毛难以置信地瞪着爷爷，“我在电视里看到的乌贼没有骨头啊，它全身都是软塌塌的。”

“当然有骨头了。”爷爷继续解释道：“乌贼的骨头，也就是它的壳，本来长在身体外边，但乌贼生性好动，沉重的外壳会妨碍它游泳，慢慢地就进化到身体里去了，也因此你没有看到它的骨头。”

“爷爷可真厉害，简直就是一部百科全书。”几个小伙伴望着爷爷那张饱经沧桑的脸，对爷爷的崇拜简直如滔滔江水，绵绵不绝。

“别小看它的骨头，它可是大海里的‘金创药’，胃溃疡的克星。”爷爷继续解释道，“乌贼骨在中医里称‘海螵蛸’，是常用的止血药，具有收敛固涩、制酸止痛、收湿敛疮的功效。”

太专业了，几个小伙伴摇摇头表示听不懂。

“制酸止痛正好能治夏夏胃疼吐酸水的症状。”爷爷直奔主题。

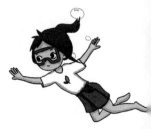

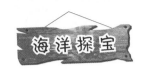
　　"贝壳类的东西肯定含氧化钙，显碱性，正好能中和胃酸的酸性。"田小七把学到的知识进行了融会贯通。

　　其他小伙伴都点了点头，感觉是这个理儿。

　　"太神奇了，森林里有天然的创可贴白及，大海里有天然的金创药海螵蛸。"田小七感叹道。

　　"古代渔民在海上受伤后没有创可贴，就把碾碎的乌贼骨粉末撒到伤口上止血，所以就有了'海上金创药'的称号；现在多用它来治疗胃出血、胃溃疡，所以又有了'胃溃疡克星'的称号。"爷爷总结道。

　　"老天爷真有意思，居然造出了乌贼这种生物。"或许是觉得太匪夷所思，毛毛还是难以置信。

　　"它是秦始皇装墨的袋子变的。"爷爷石破天惊地来了一句，把大家惊地一句话也说不出来。

　　"哈哈，爷爷也会开玩笑啦。"最先反应过来的田小七也敢打趣爷爷了。

　　"爷爷快给我们讲讲，到底怎么回事。"小茯苓也兴奋地瞪大了眼睛。

　　"太晚了，该睡觉了，不讲了。"爷爷作势就要赶大家去睡觉。

"爷爷，快给我们讲讲吧，否则，我们都睡不着。"小茯苓趴到爷爷背上，摇晃着爷爷撒娇。

"是啊，是啊。"林夏夏也恢复了精神，附和着好友。

爷爷拗不过四个小家伙，开始娓娓道来："传说，秦始皇统一六国后南巡，有一天来到海边，光顾着欣赏美景了，竟将一只装有文房四宝和奏章的白绸袋子丢失在海滩上。"

"天长日久，袋子受大海之滋润，得天地之精华，变为一个小精灵。袋身变成雪白的肉体，两条袋带变成了两条腕须，袋内的墨裹在了肉体中的墨囊内。小精灵生活在海里，神出鬼没，一遇强敌，即鼓腹喷出墨汁把水搅黑，趁机逃之夭夭。小精灵喷射墨汁，行动神速如贼，人们就把它称为'乌贼'了。"

大家津津有味地听完了故事，还不满足。

"好了，现在该去睡觉了。"爷爷收起烟袋，及时止住了孩子们不断膨胀的好奇心，像赶小鸡似的把两个男孩子赶去睡觉了。

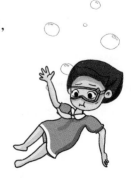

丢弃的贝壳

田小七和毛毛醒来时，窗外阳光灿烂，天已经大亮了。

林夏夏和小茯苓的欢笑声传了过来……

"看来林夏夏的肚子彻底好了"，两人对视了一眼，不约而同地想到了一起，一骨碌爬了起来。

门外，林夏夏和小茯苓正蹲在地上帮爷爷分螃蟹，大的一盆，小的一盆，不甘示弱的螃蟹正举着大螯夹向两人示威。

"哎哎，干吗呢？"毛毛一看有人动他的螃蟹，急忙跑了过去。

"爷爷说把大的腌起来，小的要做成药。"小茯苓头也不抬地回答。

"螃蟹也能做成中药？"毛毛满脸难以置信，听说过螃蟹可以做成蟹酱，还没听说过可以做成药。

"两位美女，螃蟹能做成什么药啊？"毛毛腆着脸望向两位小美女。

难得毛毛这么不耻下问，林夏夏抬起头，笑眯眯地说："你把耳朵伸过来，我告诉你。"

毛毛屁颠屁颠地把耳朵移过去，只听林夏夏悄悄地说："我不告诉你。"

小茯苓显然跟林夏夏心有灵犀，知道毛毛被"诡计"设计了，冲着毛毛呵呵直笑。

"好啊，林夏夏，竟敢耍我！"毛毛一脸无奈。

"耍你怎么了，就耍你。"林夏夏冲毛毛扮了一个鬼脸。

"哼，我才不跟小女子一般见识呢。"毛毛把脸扭到一边，不再理睬两个"小女子"。

爷爷看着嬉闹的孩子，笑呵呵地解释道："把蟹壳煅烧成灰，用黄酒冲服，可以治疗跌打损伤或腰扭伤。"

"爷爷，做好了送给赵子叔叔吗？"小茯苓心有灵犀地问。

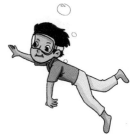

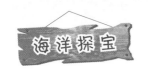

　　原来，赵子前几天在森林打猎时不慎扭伤了腰，正躺在床上休养。

　　"嗯，做好了，你们几个给送过去。"小伙伴们像小鸡啄米似的赶紧点头答应。

　　收拾完螃蟹，爷爷开始挖昨天没吃完的海蛎子肉。

　　"爷爷，我来帮忙。"田小七也学爷爷的样子蹲在地下准备挖蛎肉。

　　撬海蛎子是项技术活，田小七读书识字是好手，干这活可不是强项，这不，三个海蛎子还没挖完，手就被海蛎子锋利的边刃给划了一道深深的伤口，血立马前仆后继地涌了出来，仿佛一股泉眼汩汩往外冒。

　　"哎呀，流血了。"胆小的林夏夏惊呼出声。

　　"别动。"爷爷进屋抓了一把白乎乎的粉末，仔细地撒在田小七的伤口处。

　　只见那争先恐后往外涌的血仿佛受了惊吓，一下子都止住脚步，退了回去。

　　"哇，我可真真切切见证了'海上金创药'的奇迹啊。"

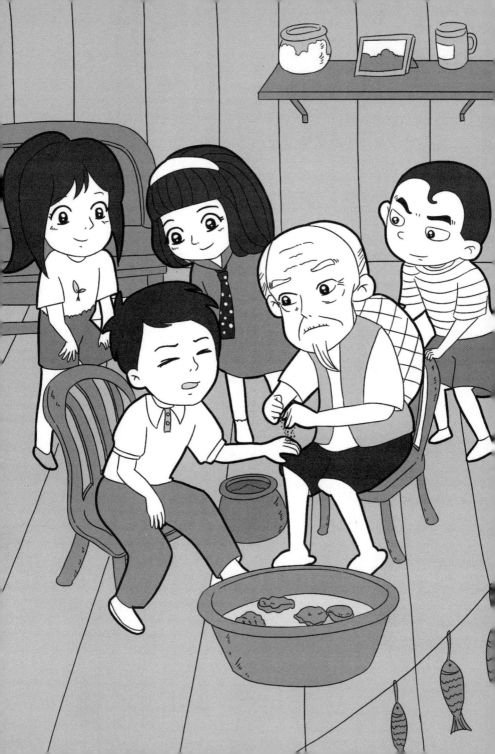

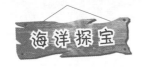

毛毛佩服得五体投地。

经历了这场"见血"风波，爷爷无论如何不敢让孩子们再动手了。

海蛎子很快挖完了，爷爷吩咐两个女孩子把壳用水冲洗后晾起来。

"爷爷，留这些干吗用？难道它也是中药？"田小七问。

"嗯，这是牡蛎，作用大着呢。我给你们讲个故事。"

爷爷停下手里的活，又点起了旱烟袋。

"从前有个年轻的搬运工，脖子上长了个包块，开始只有指甲盖那么大，谁知半年后，那个包块居然长到鸡蛋那么大了。可是他没有钱去医院做检查和手术。最后找了个民间大夫，大夫看后说这叫瘰疬，就是痰结在那里形成的包。"

"最后呢？"小茯苓迫不及待地追问。

"最后大夫给他开了一味牡蛎粉，温开水送服，一次三十克，连续服用一个月，结果，一个月后那个包果真消失了。"

"一包牡蛎粉，才几块钱，要是去医院，可得花好多钱啊。"毛毛啧啧地感叹道。

"原来牡蛎能治脖子上的包块啊。"田小七似有所悟。

爷爷赞赏地冲田小七点点头。

收拾完牡蛎，爷爷又叮嘱他们把昨天吃剩下的海蛤壳收拾起来。

这次，小伙伴们都学乖了，知道这肯定也是一味中药。

"蛤壳在历史上还曾救过宋代医官李防御的性命。"没等他们开口，爷爷主动讲起了关于这味药的故事。

"李防御是宋代的一个宫廷医官。有一次，给宋徽宗的一个宠妃治疗感冒咳嗽，可是，用了很多方法也不见效。徽宗大怒，责令他三天之内治不好就杀了他。

"李防御回到家中，坐立不安，忽然听到门外有一个江湖郎中在叫卖治咳嗽的药。他灵机一动，买回来自己试了试，发现没毒，就直接拿给那个宠妃用了，结果，当晚就见效了。"

"江湖郎中卖的就是哈壳?"急性子的毛毛追问道。

爷爷点点头，又摇摇头，才开口说：

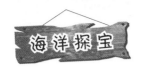

"李防御后来又找到了那个郎中，这才得知秘方是海蛤壳粉加少许青黛粉组成，治风热痰嗽百用百灵。

"青黛是什么？"田小七问。

"是从大青叶中提取出来的一种深蓝色的粉末。"爷爷详细地描述。

"大青叶的根就是板蓝根，能治感冒。"显然，田小七对家喻户晓的板蓝根更了解。

"爷爷，青黛和海蛤为什么能治感冒啊？"

"青黛能清热解毒，凉血消肿，海蛤清肺化痰，化了痰，咳嗽也就好了。"

"真是一味救命药。"小伙伴们很是佩服。

最后，田小七又帮爷爷捡了一些毛蚶壳晾晒，爷爷说它的中药学名叫"瓦楞子"。大家仔细一看，果然发现壳上有很多棱，真不愧"瓦楞"之名。田小七拿出手机，上网一查，发现瓦楞子也治胃酸，比牡蛎的作用还要强。

丑陋的癞蛤蟆

午饭过后，小伙伴们跟着爷爷去菜园浇地。

爷爷的菜地是山脚下开采的一小块荒地。菜地虽小，却种着多种蔬菜：绿油油的韭菜、翠油油的葱、挂着紫色小花的茄子、开着白色小花的辣椒、头顶黄花的黄瓜……

浇完地，摘完菜，天已经蒙蒙黑了，他们沿着小溪的方向，抄一条近路回家。

"都看好脚下的路。"爷爷的话音刚落，走在最前边的林夏夏突然"啊"的一声大跳起来。

大家循声望去，原来是一只全身长满疙瘩的癞蛤蟆，鼓着两只大眼睛正在林夏夏脚边笨拙地爬行。

"哈哈哈""胆小鬼""癞蛤蟆想吃天鹅

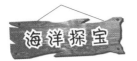

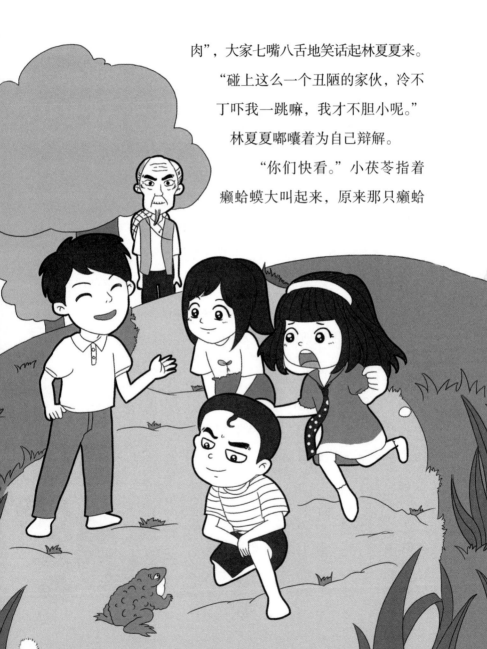

肉"，大家七嘴八舌地笑话起林夏夏来。

"碰上这么一个丑陋的家伙，冷不丁吓我一跳嘛，我才不胆小呢。"林夏夏嘟囔着为自己辩解。

"你们快看。"小茯苓指着癞蛤蟆大叫起来，原来那只癞蛤蟆受到了惊扰，身体已经膨胀起来了，肚子一鼓一鼓的，四条腿撑着地面，仿佛在抗议大家对它的嘲笑。

走在最后的爷爷也赶了上来，弯腰伸手捉住了那只不自量力的癞蛤蟆。

"爷爷，你捉这个丑八怪干什么？"小荙苓好奇地问。

"癞蛤蟆肉好吃，爷爷要给咱们炖一锅蛤蟆肉吃。"毛毛嬉皮笑脸地调侃。

"长得那么丑，能吃吗？"林夏夏一脸嫌弃。

"我爸爸带我吃过麻辣田鸡，爸爸说田鸡就是青蛙，青蛙肉好吃，癞蛤蟆肉肯定也好吃吧？"毛毛瞬间变成了小侦探。

爷爷不紧不慢地说："能不能吃啊，我给你们讲个故事，听完你们就知道了。"

"清朝年间，苏州一家药铺的老板上山采药，突然看见草丛中，有一条毒蛇正盘着一只癞蛤蟆，没等他出手相救，却见毒蛇已经浑身抽动，不一会便死去了。"

"这是怎么回事？"田小七最先从故事中回味过来。

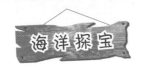

"有毒。"毛毛一拍大腿，恍然大悟地大喊了一声，想着先前还想吃它，不禁后怕起来。

爷爷笑而不语，继续讲下去："药店老板便把这只癞蛤蟆仔细研究了一番，发现它身上疙疙瘩瘩的皮肤里长有毒腺，能分泌一种白色的毒液，后来便把这种毒液挤出来，挤出来的新鲜浆液色泽乳白，仿佛酥油一般，后来就得名'蟾酥'。"

"爷爷，蟾酥有什么用啊？"林夏夏继续追问。

"作用可大呢，我再给你们讲个故事。这个故事还是听我爷爷讲的。"爷爷仿佛陷入了儿时的回忆。

"看来爷爷的爷爷也好厉害啊，可惜我都没见过。"小茯苓心里不无遗憾地想。

"话说江南有个大夫叫徐思温。有一年夏天，一个乞丐在他店铺门口中暑晕倒了，只见那个乞丐口吐白沫，昏迷不醒，已经奄奄一息了。徐思温看到他身上出了很多小红点和红疹子，知道他得的是痧症，就取来几粒蟾酥丸喂他吃下，一会儿，乞丐就醒了过来，第二天病就全好了。"

"为什么用蟾酥丸呢？"田小七追问道。

"乞丐中暑后出现了昏迷、不省人事，蟾酥的作用是把他的心窍打开，让他清醒过来，中医上叫开窍醒神。"

"原来是让人清醒过来啊。"几个小家伙不约而同地点点头。

"网上说它还能治毒疮和癌症。"田小七摆弄着手机说。

"以毒攻毒?"毛毛脑洞大开。

"《天龙八部》里段誉先吃了毒蛇，后来又吃了万毒之王'莽牯朱蛤'，变成了百毒不侵之身，那个'莽牯朱蛤'就是只癞蛤蟆，用癞蛤蟆的毒抑制了毒蛇的毒，就叫以毒攻毒。"毛毛信心十足地找到了证据。

"李晓的爷爷去年不是得了癌症嘛，咱们给他爷爷带回点去吧。"小茯苓提议。

"你们这些娃娃啊，听风就是雨，忘了给你们讲过的故事了，蟾酥有毒，可不能乱用，必须在医生的指导下才能使用。"爷爷坚决地制止了孩子们天真的想法。

"好了，快回家吧，再黑就看不到路了。"爷爷催促四个小伙伴加快脚步回家去了。

吃过饭，那只癞蛤蟆被放到一个废弃的

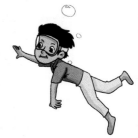

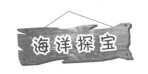

水盆里养了起来。

"爷爷，你不挤它的毒汁了？"林夏夏已经搬好了小板凳，等着看爷爷加工蟾酥。

"太晚了，眼睛不好用，明天吧。"爷爷无奈地说。

听到这，小茯苓心里有点儿难过，要知道，当年，爷爷可是森林里最厉害的猎手，能看清飞在天空的鹰，也能发现藏在草丛中的兔子。现在爷爷变老了，腰开始弯了，背也开始驼了，需要人照顾了，可是爷爷就是固执地不跟他们去城里住。

"哎……"她苦恼地在心里叹了一口气。

因为无聊，毛毛拿个小树枝戏弄那只癞蛤蟆玩。

"哎，你们快看，这家伙还戴了眼镜呢？"毛毛发现新大陆似的，大声喊起来。

大家顺着他手指的地方一看，癞蛤蟆的眼睛四周有四条黑色的框，还真像一副无框黑色眼镜。

"哎，你说要是亲它一口，它会不会变成青蛙王子啊？"林夏夏脑洞大开，突然想到了童话故事里被施了巫术的青蛙王子。

"哈哈哈哈……"毛毛拍着大腿笑弯了腰，好不容易才直起身子，"什……什么青蛙王子啊，这是……这是青蛙的表弟——癞蛤蟆，它可不是青蛙，赶紧用你大而无神的眼睛好好看看。"毛毛实在是太毒舌了。

"癞蛤蟆怎么了？癞蛤蟆在古代可是月亮的象征，连东汉的张衡都认为嫦娥奔月后化成了蟾蜍，你的意思是嫦娥也很丑？"林夏夏不仅没有被打击到，反而伶牙俐齿地"将"了他一军。

"没错，癞蛤蟆又叫蟾蜍，成语"蟾宫折桂"的意思就是到月亮上去折桂枝，在古代表示科举考试时被录取，所以蟾也比喻为月亮。"田小七赞同地补充道。

"蟾蜍还是财富的象征，上次李晓妈妈的新店开业，有人就送了一只癞蛤蟆，它的嘴里还叼着一枚铜钱呢，李晓妈妈说嘴要冲着屋里，叫'吐财'。"

大家你一言、我一语，毛毛可不敢惹众怒，乖乖地闭上了嘴。

"你们快看……"毛毛突然说话了。

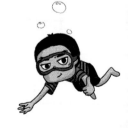

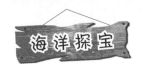

只见那只癞蛤蟆睁大了眼睛，身体开始收缩。突然，它的一条后腿扒拉了一下身子，背上立马裂开了一条裂缝，再扒拉一下，半边身子的皮奇迹般地从背部滑落到了肚子上，稍停顿，鼓鼓肚子，另一条后腿又扒拉了两下，借助鼓肚子和扒拉腿，整张皮就剩两条前腿没蜕下了。稍松了一口气，它张开了嘴巴，开始把蜕下的皮往嘴里扒拉……

说时迟，那时快，爷爷以迅雷不及掩耳盗铃之势，把那张皮从它口中夺了出来。那是一张非常薄的皮，比糖衣还薄，颜色似蟾蜍，可惜的是头部被撕破了。

脱了皮的癞蛤蟆身上颜色非常明亮，水洺洺的。

"癫—蛤—蟆—居—然—蜕—皮—了！！！"

整个过程总共不超过一分钟，如果不是眼睛都不眨地盯着，绝对看不清楚。

"爷爷，它吃自己的皮？"震惊过后，小茯苓疑惑地问。

"癞蛤蟆蜕皮，边蜕边吃。"

"？……"简直无法想象，怪不得它一张嘴，爷爷就动手去抢了。

"这叫蟾衣，癞蛤蟆蜕皮时，边蜕边吃，所以很难收集，也因此非常珍贵。咱们能碰上一次，可真算缘分啊。"仿佛看穿了小家伙们的心思，爷爷自己答了出来。

"蟾衣在古书中又称'蟾宝'，能补充人的正气，还能抗癌消肿。"

"爷爷，什么是正气?"

"正气啊，这么说吧，就好像是保护你身体健康的一位勇士，正气的敌人就是邪气，邪气就是想让你生病的坏蛋，正气力量大，能打败邪气，人就不会生病，正气越多，人的身体就越强壮，也就越不易生病。吃了蟾衣就能增加人的正气。"

"蟾衣真是个好东西。"

"癞蛤蟆可真聪明，好东西自己留着享受。"

"肥水不流外人甜嘛。"

"什么滋味啊，咱们几个分着吃了吧。"

"这么一点，还不够我塞牙缝的。"

"好了，半夜了，都去睡觉。"

爷爷制止了四个小家伙天马行空的念头。

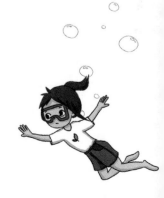

生孩子的爸爸

　　想了解海洋生物，海洋馆可是个好去处。随着爷爷所住的这座城市跻身最受欢迎的旅游城市，伴随而来的是旅游度假村与各种海洋展馆的兴建。最大的一座海洋展馆距离爷爷家仅有半个小时的车程。得到爷爷的应允，四个小伙伴欢天喜地去参观极地海洋展馆。

　　进入水族馆，首先映入视线的是水母馆。

　　哇，真是水母的世界！色彩斑斓、大小不一，形状各异的水母就像一个个美丽的小精灵飘来飘去。有的像蘑菇云，有的像降落伞，还有的顶着圆圆的脑袋，伸着长长的触手……真是令人大开眼界！

　　从水母馆出来，转了个弯，小荇苓眼前出现了一个大大的贝壳，她立马愣住了，因为这个贝壳跟梦中夹住她手的那个几乎一模一样！

大贝壳的旁边竖着一个牌子，小茯苓走近一看，原来它叫砗磲（chē qú），有安神镇痛、解毒及治疗虫蜇的作用，在深海贝壳中个头属第一，因壳外的沟槽像古代车辙，称"车渠"。后人因其坚硬如石，在"车渠"旁加"石"字，故称砗磲。

毛毛不管三七二十一，哧溜哧溜爬进了贝壳，回头向小伙伴们招手："哇，这么大，你们也上来呀。"

小茯苓想着梦中的场景，生怕那个砗磲的壳突然关闭，把毛毛关到里边，她急忙走上前去，拉着毛毛的手，"前边有好多好玩的，咱们快点走。"

"唉，你拉我干什么？"毛毛不情愿地跟上了大部队。

不知不觉来到了鱼类展馆，栩栩如生的水底世界穿梭着形形色色的鱼，多得令人眼花缭乱：金灿灿的小丑鱼、五彩缤纷的热带鱼、恐怖凶恶的巨型食人鱼、美丽的蓝色魔鬼鱼……简直令人目不暇接。

正在大家聚精会神欣赏着形态各异的美丽鱼儿时，突然听到小茯苓发现新大陆似的

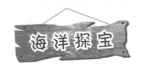

喊声："咦，这是什么啊？长得稀奇古怪的？"

几个孩子争先恐后地聚拢了过去。只见五彩斑斓的珊瑚和繁茂的海藻间游曳着几尾美丽的小生物。

这些不知名的小生物长约十厘米，姿态非常奇怪：高昂着头，脑袋上戴着一顶皇冠，挺着肚子，竖着尾巴，扇动着背鳍，缓慢地向前游动。

"这是海马。"一位身穿制服、戴着耳麦的解说员姐姐笑眯眯地解释。

"海里的马？"田小七好奇地问道。

"长得像马，又生活在海中，所以才叫海马吧？"毛毛的侦探潜质又开始发作了。

"其实它是一种生活在缓流中的小型鱼类。"美丽的解说员姐姐继续为大家解惑。

"它居然是鱼？长得可一点儿都不像鱼啊。"小茯苓撇着嘴说道。

"是啊，你看它长得好奇怪啊。脑袋像马，眼睛像蜻蜓，嘴像喇叭，身子像虾，鼻子像大象，尾巴像猴子。"林夏夏边说边指指点点，思维敏捷，口齿伶俐，好像换了个人，把大家都给惊呆了。

"林夏夏，你这会儿口齿伶俐有如神助，把我的台词都抢光了。"毛毛吐吐舌头打趣道。

大家不约而同发出深有同感的笑声。

林夏夏害羞地低下了头。

"这只海马妈妈的肚子好大啊，是不是要生小宝宝了？"小茯苓指着一只大腹便便的海马问。

"嗯，他是要生宝宝了，不过，它是海马爸爸，不是妈妈。"

"什么？爸爸生孩子？"孩子们吃惊地瞪大了眼睛。

"海马长得瘦小，身体娇弱，制造卵的过程几乎耗尽了它全部的能量，也就没有力气孵育宝宝了，这个任务只能交给海马爸爸来完成了。"解说员姐姐不疾不徐地耐心解释道。

"爸爸怎么生孩子啊？"田小七好奇地追问。

"大家仔细看，海马爸爸的肚子下边有个鼓起的育儿袋。"顺着讲解员姐姐的手指，大家看到海马爸爸腹部和尾巴交接处有一段鼓起的光滑的肚皮，"海马妈妈把制造好的卵产到爸爸的育儿袋中，卵在育儿袋中受精，然后与育儿袋结合在

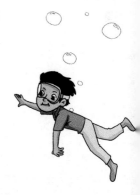

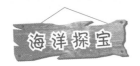

一起，通过育儿袋上的血管给它们提供养料，供养它们长大。"

"他们在海马爸爸肚子里待多久啊?"小茯苓好奇地追问。

"十到二十天吧，当小海马长大后，海马爸爸把尾巴缠在海藻上，用力打开育儿袋，小海马就出生了。"

"海马爸爸好有爱啊。"

"海马爸爸真伟大。"

"孙悟空不是妈妈生的，原来海马也不是妈妈生的啊!"

"自然界真是太神奇了。"

第一次听到这么奇葩的事情，孩子们叽叽喳喳议论起来。

"其实，海马爸爸之所以生孩子，一个原因是

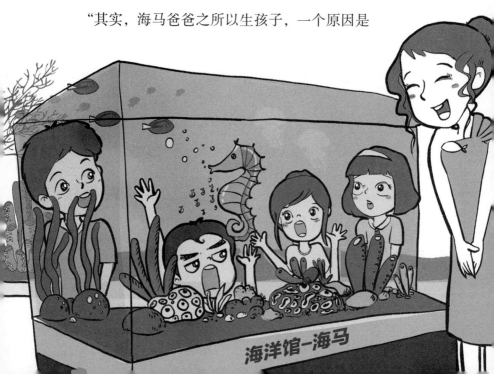

海洋馆-海马

体谅海马妈妈，还有一个原因是为了保护海马宝宝。"解说员姐姐继续普及科学知识。

"姐姐，海马爸爸的育儿袋是不是像袋鼠那样，可以随时带着宝宝逃离危险啊？"田小七不愧是小学霸，掌握的知识就是多。

解说员姐姐摇摇头，"海马爸爸生下宝宝后，小宝宝就开始自己独立生活，不过海龙爸爸的育儿袋跟袋鼠的育儿袋有点像，他们会把小宝宝带在身上，随时准备逃跑。"

"海龙是什么？海里的龙？"林夏夏好奇地问。

"海龙也是一种鱼，用你们的话来说，应该算是海马的表弟吧。那边有，我带你们去看看。"说着，就带大家往前走去了。

"哇，它长得可真不像龙。它的脑袋和身体快成一条直线了，哪有龙的样子？"林夏夏有点小失望。

"嗯，是不像，你看它的身体还有五个棱呢。"小获苓歪着脑袋看了半天，也发表观察感言。

"姐姐，海龙爸爸为什么要把宝宝装到育儿袋中呢？"田小七的脑子里仿佛有十万个为什么。

"因为海龙和海马一样，都属于海洋中非

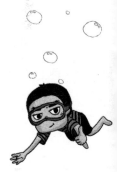

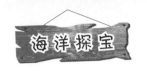

常弱小的鱼类，遇到危险只能伪装成水草或逃跑，所以，最有效的保护方法就是把宝宝带在身上，随时准备逃跑。"

"它们这么胆小，真是没用。"小茯苓不屑一顾地撇撇嘴。

"那你可错了，它们虽然长得小、胆子小，对人类的作用可大着呢。就说海马吧，它可是一味非常重要的滋补中药，在民间有'南方海马，北方人参'之称。意思是说它生长在南方，但是强身健体的作用堪比北方产的人参。"

"吃了能强身健体？我好想吃一个啊。"毛毛吃货的本质又显露出来了。

"这么可爱的小生灵，你怎么舍得下口？"

"你这身板，健壮的像头牛犊，还用补？"

小茯苓和林夏夏两位小美女时刻不忘打击毛毛。

"海马和海龙虽然是好东西，但是你们小朋友们可不能随便吃。它们有激素样作用，小朋友们吃多了会长胡子哦。"美丽的解说员姐姐一脸严肃地警告大家。

听到这里，毛毛摸了摸自己的下巴，好像真的长出了胡子一样，然后又冲大家吐了吐舌头，扮了个鬼脸。

会喷墨的胆小鬼

大家一路走走停停，不知不觉就来到了乌贼馆。

"林夏夏，快来看你的救命恩人！"跑在最前面的毛毛兴奋地向大家招手。

大家跑过去一看，个个笑弯了腰。

"哇，大大的眼睛、妖娆的触角，还是个美人呢。"林夏夏惊呼出声。

"它有几条腿啊？"小茯苓使劲把小脑袋往观赏缸前凑，怎奈观赏缸周围一米外拉起了标志线，旁边还贴着"禁止拍打""禁止拍照"标语的牌子。

"这是金乌贼。有十条触腕。"观赏缸旁一位帅气的解说员哥哥答道。

"听说乌贼肚子会喷墨汁。"田小七想起

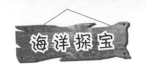

了爷爷之前讲的故事。

"是的。"解说员哥哥赞同地点点头，"墨汁是乌贼保护自己的武器。乌贼的肚子里有个墨囊，一旦遇到危险，墨汁就立刻从墨囊里喷出来，把周围的海水染成黑色，使敌人看不清它，它就借着这阵黑色烟雾的掩护逃之夭夭。"

"烟雾弹就是保护伞啊。"

"原来是障眼法啊。"

大家七嘴八舌地议论纷纷。

"有点像黄鼠狼放臭屁的作用了。"毛毛口不择言地信口开河。

"呸呸。"小茯苓不赞同毛毛当场说脏话。

"话糙理不糙，确实是这个理儿。"看到两个小家伙之间的打趣，解说员哥哥忍不住笑了起来。

"不仅如此，它喷出的墨汁还含有毒素，可以麻痹敌人，使敌人没有能力再去追赶它。"

"怎么样，服气了吧！"毛毛挑衅地昂着下巴，一副洋洋自得的模样。

"乌贼还有一个本领，那就是伪装。"解说员哥哥开始了

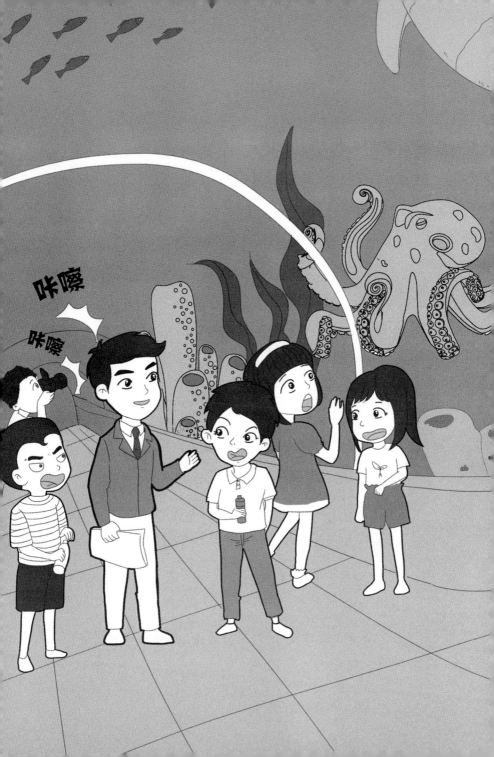

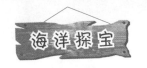

乌贼知识科普。

"跟变色龙一样?"毛毛受到鼓励,继续推理。

"切,还龙呢,我看就是一只活脱脱的灰太狼。"在小茯苓的眼里,乌贼就是个狡猾的"家伙"。

"它们能根据周围环境颜色,利用体内色素细胞改变皮肤的色彩和花纹。"

"咔嚓~"正在大家聚精会神聆听的时候,突然,一道刺眼的闪光灯照了过来。

"谁让你拍照的?还用闪光灯!"一脸和蔼的解说员哥哥表情大变,严肃地大声呵斥。

气氛顿时紧张起来,惹了祸的小朋友吓得"哇"的一声大哭起来,身边的大人一脸歉意地连连解释:"对不起啊,没注意他拍照。"

"快看,乌贼喷墨了!"小茯苓一声惊呼,大家寻声望去,只见玻璃缸中"乌烟"滚滚,漆黑一片,哪里还能看到"灰太狼"的影子。

"得,又得换缸水了。"解说员哥哥耸耸肩,哭丧着脸,一副无奈的样子。

折腾了快一个小时，鱼缸内才恢复原来的样子。

四个小脑袋神情紧张地目睹了换水的全过程，大气也不敢出，这会儿总算松了一口气。

看到几个小朋友这副表情，解说员哥哥耐心地解释："乌贼天性胆小，对周围环境变化非常敏感，一旦感知到危险，就喷出墨汁来保护自己。它体内有三个墨囊，旁边两个是遇到危险时喷出墨汁逃避敌人用的，中间一个则是用来保命的，一旦喷完就会威胁到它的性命。"

"闪光灯会惊吓到它们，然后喷墨？"

"是的，闪光灯和拍打观赏缸的声音都会惊吓到它，使它喷墨。一旦乌贼喷墨，缸里的水被污染后会影响其他乌贼的存活，因此，必须马上换水。但换水过程中，乌贼又有可能受到第二次惊吓。所以，一定要小心翼翼。"

"原来是个胆小鬼。"

大家这才理解了为什么独独乌贼观赏缸外有标志线和"禁止拍照""禁止拍打鱼缸"的警示牌。

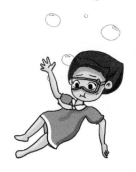

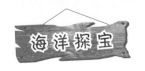

"可它为什么叫'乌贼'呢？贼不是小偷么，难道它会偷东西？"小茯苓疑惑地问道。

"会喷出黑的墨水，黑就是乌吧？可是贼怎么解释呢？"田小七也疑惑不解。

"你们可真厉害，推断能力很强啊。"解说员哥哥惊诧于现在孩子的咬文嚼字本领，继续解释说："这个'贼'字的来源也与乌贼喷出的墨汁有关。说起来，这也来源于一个故事。"

"从前，有个狡猾的人向别人借了钱，然后用乌贼汁写了借据，可是他久拖不还。半年以后，债主拿出借据想打官司，却发现借据变成了一张白纸，没有了凭证，借钱的人就赖账不还了。"

"关乌贼什么事啊？"毛毛为乌贼打抱不平。

"人们认为乌贼墨汁助纣为虐，就骂它为贼了。"

"乌贼汁写的字为什么会消失呢？"田小七疑惑不解。

"乌贼墨跟我们平时写字的墨汁完全不同。它的成分是一种蛋白质，开始的时候很新鲜，时间久了就会被氧化，所以，用它写的字半年后也消失了。"

"原来是这样啊！"毛毛情不自禁地道出了大家的心声。

坚决不吃鱼翅

　　几个小伙伴跟着游客的脚步，正慢慢走着。突然身边的人像潮水一样，向前涌去了，差点把林夏夏挤倒。

　　"前面发生什么事了？"毛毛揪住一个匆忙往前赶的小朋友问。

　　"鲨鱼喂食表演要开始了。"小朋友边说边随着大人往前跑去了。

　　"走，咱们也去看看。"

　　人群围着一个大大的玻璃缸，缸里有很多鱼，体型都很大，不过，他们都叫不出名字。

　　喂鱼表演开始了。潜水员一下水，就被鱼群团团围住了，一条鲨鱼也游了过来。大家发出惊恐的声音，胆小的小朋友吓得用手蒙

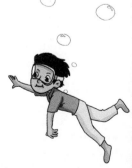

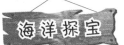

海洋探宝

住了眼睛，偷偷从手指缝里往外看。

　　小茯苓心里也替潜水员担心，因为她想起了电影里凶残的食人鲨。

　　潜水员将新鲜的小鱼插在一根短杆上，鲨鱼很快就从短杆上把鱼咬下来了，潜水员轻轻地拍了拍它的身体，鲨鱼摇摆着尾巴，心满意足地离开了。

　　捂着眼睛的小朋友把手也放了下来，发出了开心的笑声。小茯苓长长地替潜水员舒了一口气。

"鲨鱼怎么走了？它不吃身边的鱼吗？"爱思考的毛毛满脸疑惑。

"我还以为它会攻击潜水员，吓得我把眼睛都捂住了。"林夏夏第一次承认自己胆小，也不怕毛毛嘲笑她了。

"是啊，它不吃身边的鱼，也没攻击潜水员。为什么跟电影里演得不一样呢？"

"咱们回去找刚才的解说员哥哥问明白吧。"林夏夏提议。

于是，小伙伴们又折返回去，把自己的疑问告诉了解说员哥哥。

解说员哥哥挠挠头，不好意思地说他是一名志愿者，对鲨鱼的习性也不了解，但可以带他们去问问潜水员。

没想到潜水员是一位美丽的阿姨。美丽阿姨听了他们的话，笑了起来，露出了美丽的牙齿，告诉大家："大部分鲨鱼，对人类都没有攻击性。比如说海洋里最大的鱼类——鲸鲨，就生性温驯，从不伤害人。鲨鱼之所以攻击人，

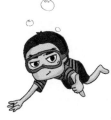

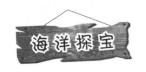

多半是因为它们误把人当成了猎物。但是电影里的大白鲨、食人鲨确实对人有攻击性。尤其是食人鲨最为凶残，它的牙齿像一把把利刃，齿上又生出锯齿，仿佛一把把锋利的锯子，瞬间就能把人磨成肉酱。"

想到凶残的食人鲨，林夏夏和小茯苓不禁打了个寒战。

"它为什么不吃身边的鱼呢？"林夏夏问。

"因为它吃饱了。绝大多数鲨鱼并不贪婪，但食人鲨除外，食人鲨生性贪婪，它的胃简直就是一个杂货铺，即使不饿时，也会把遇到的所有东西统统吞下肚，甚至包括玻璃瓶、皮鞋、雨伞和罐头盒等。它这种饥不择食的习惯甚至会要了它的命。"

"肯定是消化不良吧。"毛毛打趣道。

漂亮阿姨摇摇头，继续说："有一次，一艘军舰发出了一枚深水定时炸弹，这枚炸弹刚被扔下水，一条食人鲨就将它吞进肚子里了，不一会儿，水下响起了轰隆声，食人鲨被炸得粉身碎骨了。"

"真是贪吃不要命啊！连炸弹都敢吃！"小茯苓感叹。

"可怜的小鱼啊，要是碰到食人鲨就只能认命了。"田小七也感叹。

漂亮阿姨笑了笑，继续说："食人鲨虽然凶狠贪婪，但对它身边的小鱼却很友好，即使是饿了也不会吃它们，尤其是一些身上有条带状纹的小鱼，经常跟鲨鱼形影相随，连科学家也很难解释为什么。"

"原来冷血的鲨鱼也有温情脉脉的一面啊。"小茯苓没想到还能听到这么一个温暖的故事。

"还有些鱼专门吃鲨鱼腮上的脏东西，给它治病，是医生鱼，所以鲨鱼也不会吃它。"

"为什么电影里的鲨鱼都是凶恶吃人的呢？"

"那是因为人们对鲨鱼不了解，吓唬人的。"漂亮阿姨依旧笑眯眯的，对小伙伴们的提问没有一点儿不耐烦，反而还很喜欢他们的善于思考。

"看来，鲨鱼也不是大坏蛋啊，它也可以是人类的好朋友。"田小七感叹。

"那当然，科学家们在鲨鱼身上发现了一种叫'鲨鱼素'的物质，这种物质是一种非常好的'抗生素'，科学家们正在努力用它来攻克癌症。"

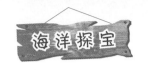

"没想到残忍的鲨鱼也能治病啊。"小茯苓说。

"其实，最残忍的不是鲨鱼，而是人类的自私和贪婪。"漂亮阿姨突然气愤起来。

"?……"小伙伴们面面相觑，不知所措地看着漂亮阿姨。

"你们知道鱼翅吗?"

"知道啊，上次李晓妈妈开店的时候请我们吃过鱼翅羹。"

"还吃过?那你们知道什么是鱼翅吗?"漂亮阿姨循序善诱。

小伙伴们摇摇头，他们只记得鱼翅羹端上来时，大人们都很高兴，说李晓妈妈真场面。

"鱼翅就是鲨鱼的鳍。"

"啊?"大家吃惊地瞪大了眼睛，嘴巴快能塞进一个鸡蛋了。

小茯苓想起了被喂食的那条鲨鱼，如果没有了鱼鳍，它在海里会是什么样子呢?没有了鱼鳍，没法游泳，肯定生不如死吧。

"几乎所有鲨鱼被猎杀的原因，都是因为人类喜欢它们的鱼鳍。人类为了自己的口舌之欲，使数量高达三分之一的鲨鱼濒临灭绝。更可恶的是，很多鲨鱼被砍下鱼鳍后会被扔到一边，活活等死；还有些鲨鱼会被重新扔进海里，没有了鱼鳍，它就没法游泳，只能沉到海底，活活等死。"

"好可怜的鲨鱼啊。"小伙伴们感到了罪恶感，恨不得把那天吃进肚子里的鱼翅羹都吐出来。

"我记得鲨鱼羹没有多好吃啊，为什么还有那么多人爱吃呢？"林夏夏实在搞不明白大人的事。

"有些人喜欢吃鱼翅，不是因为鱼翅好吃，而是他们认为吃鱼翅可以显示身份和地位。"

"太可恶了。"田小七挥舞着拳头，狠狠地砸向空中。

"阿姨，我们以后再也不吃鱼翅了，不光我们不吃，我们回去还要跟同学和爸爸妈妈说，让他们也不吃鱼翅。"毛毛坚定地说。

"好，咱们都拒绝鱼翅，没有买卖就没有杀戮，阿姨谢谢你们。"

大家心情沉重地离开了海洋馆，他们决定回家一定要好好宣传，拯救鲨鱼。

逛了一天，小伙伴们都累坏了，吃过晚饭，爬上床就开始呼呼大睡。

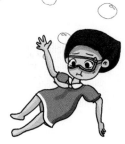

再探海底

　　小茯苓发现自己正置身于一片珊瑚礁石中，定睛一看，原来，她又变成了小人鱼，再一次来到了海底。

　　她在海底自由自在地游，美丽的珊瑚，翠绿的水草，美极了，她也快乐极了。

　　她游到一片水草边，意外地发现了一只大腹便便的海马，只见他长长的尾巴缠绕在海藻上，正前俯后仰生宝宝，每后仰一次，育儿袋就打开一次，小海马一尾接一尾地被弹出来。

　　小茯苓目不转睛地盯着海马爸爸的育儿袋，心里感叹："哇，太能生了，这才一会功夫，生了差不多一百只宝宝了。"

　　生完宝宝的海马爸爸一身轻松，尾巴一弹，背鳍好似一面锦旗，不停地做着波浪状摆动，开心地上下游动起来，对即将到来的危险浑然不觉。

小茯苓正要去恭喜海马爸爸，突然，她脚下仿佛生了根一般，全身的血液也仿佛凝固了。因为她发现了一条"海蛇"，正悄无声息地靠近毫无知觉的海马爸爸。

那条"海蛇"没有鳞片，全身布满了黑白相间的条纹，最可怕的是它的模样：双眼凶狠，嘴巴张开，露出尖锐的牙齿，正扭动着腰肢，慢慢向海马爸爸靠近。

来不及反应，小茯苓随手抓起身边的一根海带，劈头盖脸地朝"海蛇"甩过去。猝不及防地袭击把"海蛇"吓了一跳，转身就扭着柔弱的腰肢咻溜咻溜地逃跑了。

海马爸爸也发现了小茯苓，虽然大吃一惊，却还是友好地跟她打招呼："你，你是谁？谢谢你打跑海鳗（mán）救了我。"

小茯苓这才知道刚才的海蛇原来是海鳗。

"我是小茯苓。"

"你从哪里来？你是人吗？"海马爸爸上下打量着小茯苓，显然对突然冒出的小人鱼很好奇。

"我从爷爷家来，我当然是人啊，但现在

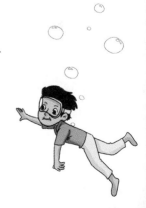

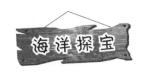

应该是小人鱼吧。"想到自己能在海里自由自在地游泳，小茯苓觉得自己应该是小人鱼吧。

"哎，可惜我地理学得不好，否则，就能知道你'爷爷家'在地图上哪个位置了。"海马爸爸一副苦恼的样子。

小茯苓几乎要笑出声来，"爷爷家"根本不会在海马的地图上。

"你能打跑海鳗，你是不是会魔法，你能帮我们去救公主吗?"海马爸爸可怜巴巴地望着小茯苓。

"公主是谁? 为什么要救她?"

"公主就是公主，可是她失踪了。"海马爸爸说着说着开始抽泣起来，最后，眼泪大颗大颗地流了出来。

"别着急，慢慢说。"小茯苓慌忙安慰道，她最见不得人哭了。

终于，海马爸爸平静了下来，小茯苓从他口中得知这片海域是叫纳尼亚王国，一直以来被美人鱼公主守护，可是，突然有一天公主失踪了。大家找了好多地方也没有找到。更可怕的是海洋里正常和谐的秩序被打破了。

目无王法的乌贼家族趁机横行霸道、欺负弱小。乌贼的表弟章鱼也开始助纣为虐，帮着乌贼干坏事，在它们肆无忌惮地淫威下，弱小的生命如蝼蚁一般，随时可能被杀掉。大家只能提心吊胆地过日子，看到身边的朋友一个个被抓走，他们只能东躲西藏。

路见不平，拔刀相助，小茯苓虽然是女孩子，却一直视保护弱小为己任，此时，她恨不得立马就去把可恶的乌贼抓来教训一顿。

突然，一个黑影倒退着身子"嗖"的一声，火箭般窜到他们面前。

说曹操曹操到，原来是一只胖溜溜的大乌贼。小茯苓惊讶地发现乌贼的两只眼睛居然不一样大，右边的眼睛比左边的大三倍。由于眼睛比例相差太大，致使它的头部失去了平衡，看得出它在努力维持着身体的平衡，甚是滑稽。

"你们在干什么？咦，你是谁？从哪儿来的？"滑稽的乌贼叉着腰，趾高气扬地望着小茯苓。

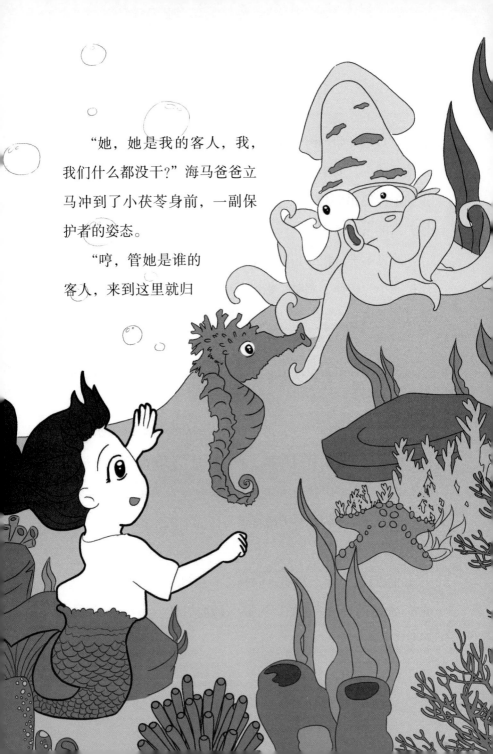

"她，她是我的客人，我，我们什么都没干？"海马爸爸立马冲到了小茯苓身前，一副保护者的姿态。

"哼，管她是谁的客人，来到这里就归

我管。"乌贼骨碌着大眼睛，凶巴巴地望着小莜苓，说着就要用它丑陋的腕足来抓小莜苓。

"你，你这个丑八怪，上次抓走了海马妈妈，这次还要抓我的朋友。"海马爸爸声嘶力竭地大喊，勇敢地撞向了乌贼的肚皮。

怎奈乌贼皮糙肉厚，小个子海马的进攻，简直就是蚍蜉（pí fú）撼树，可是却把乌贼给激怒了。

"好你个不知好歹的东西，看我今天怎么收拾你。"乌贼怒火滔天，咬牙切齿地甩出十只腕足，紧紧地缠住了海马，似乎要把它撕成两半。

回过神来的小莜苓，迅速冲上去救海马爸爸。突然，一股黑色的烟雾向她喷射过来，烟雾在水中弥散开来，小莜苓只觉地眼前一片黑暗，身体像被打了一剂麻药针，浑身软绵绵的，一点力气都提不起来。

不知过了多久，烟雾一点点散去，她也恢复了体力，定睛一看，哪还有海马爸爸的影子。

"他被抓走了。"一个沮丧的声音从一片礁石上传来。

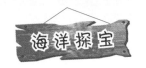

　　小莜苓低头一看，原来是一只肉乎乎的海参，海参的身体上长满了大小不等的肉刺，看起来像一根刚摘下来的嫩黄瓜。

　　"我一定要把他救出来。"小莜苓着急地想站起来，却打了一个趔趄，她这才发现被乌贼墨汁里的毒素麻痹过，身体还没恢复好。

　　"算了，给你补充点营养吧。""嫩黄瓜"耸耸肩，无奈地说，然后它开始急剧收缩身体，憋着一口气，"噗"的一声，从口中"吐"出一团热腾腾的带状物。

　　"啊，这，这是什么？"小莜苓惊恐地盯着那团脏乎乎的东西，吓了一跳。

　　"这是我的五脏六腑，快点吃了去救海马爸爸。"

　　"什么？你，你的五脏六腑？那你还能活？"

　　"我当然能活，放心吧，过一个多月我肯定能再长出一副内脏。"

　　"你真的能活？"小莜苓觉得简直是匪夷所思。

　　"我们海参有很强的再生能力，不是我吹牛，即使我被大卸成八块，我很快都能长成八个海参。更别说区区一副内脏了。"海参自豪地炫耀着。

"这，这能吃吗?"小茯苓看了看海参送的"美味佳肴"，嫌弃地皱起了眉头。

"真是狗咬吕洞宾——不识好人心，这可是与鱼翅、燕窝齐名的珍贵补品，肉质酥脆，营养丰富，吃了既能防病又能强身，多少人想吃还吃不着呢，要不是为了救我的海马朋友，我才不舍得牺牲我的小心肝呢。少啰唆，快点吃，吃了才有力气救人。"

在"嫩黄瓜"殷切地注视下，小茯苓只好捏着鼻子把那团黑乎乎的"美味"吃了下去。

还好，除了有点咸腥味和牙碜，味道还不错。小茯苓立马觉得全身充满了力气，看来鲜海参滋补作用真是很强啊。

想到被抓走的海马爸爸，小茯苓心里非常着急。可是她慢吞吞的游泳速度，怎么才能追上"火箭"似的乌贼呢? 正在她苦恼时，一个庞大的黑影朝她游了过来……

"起床了，起床了。"小茯苓睁开眼睛

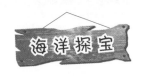

一看，林夏夏正在摇晃她的手，见她醒来，边利索地穿衣服，边说"起床吃饭了"。

"我怎么会做这种乱七八糟的梦，难道是日有所见，夜有所梦？"小茯苓觉得太不可思议了。她沉默着，犹豫着要不要把梦中的遭遇告诉小伙伴。

吃饭的时候，她望着小伙伴们，几次想把梦里的故事与小伙们分享，但怕毛毛再嘲笑她封建迷信，最终保持了沉默，她决定不管梦里发生了什么，都是属于她一个人的秘密。

大强叔叔的养殖场

　　吃过早饭，爷爷那一直以来"沉默寡言"的"哑巴式"手机突然叮铃铃响了起来，把大家给吓了一跳。

　　电话是小茯苓爸爸打来的。原来，小茯苓爸爸小时候有个朋友叫张大强，近几年，他搞起了海鲜养殖，发了大财，听说了几个小伙伴在爷爷家度假的消息，诚恳地邀请他们去参观，爸爸打来电话征求大家的意见。

　　四个小伙伴一拍即合，一致同意去参观。

　　爷爷只好驾着马车把大家送到了山下，又把他们送上了开往养殖区的唯一一辆乡间小巴士。由于跟司机相熟，爷爷就放心地把四个孩子拜托给他了。

　　终于到了车站。刚一下车就见一位身材

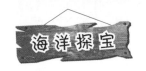

魁梧的人走了过来，"你是小茯苓吧，眼睛跟你爸爸小时候一模一样。"一见面，张大强就认出了小茯苓，亲切地摸着她的脑袋。

"叔叔好。"小茯苓甜甜地笑着，又一一介绍了其他三位小伙伴。

"欢迎你们来参观养殖区。"张大强声如洪钟，性格里透着海边人的爽朗和粗犷。

养殖区离车站还有一段距离，大家又坐上了张大强开来的小轿车一起去了海边。

路上，张大强回忆起很多小时候与小茯苓爸爸的趣事：上山拾菌子、采灵芝，下海捉蟹子、摸蛤蜊，逗得大家笑声阵阵。

看到四个小家伙一脸羡慕的表情，他才遗憾地叹了口气，无奈地说："哎，你们现在的孩子啊，就像关到笼子里的鸟，只知道上辅导班，哪能体会到我们那时候的幸福。"

这句话道出了小伙伴们共同的心声，引起了大家的共鸣。

"那些辅导班我们根本就不想上，还不得不硬着头皮去听，快烦死了。"在辅导班铺天盖地席卷的浪潮下，小茯苓也不能幸免。

毛毛和林夏夏赞同地连连点头。

"哎，你呢?"小茯苓拿胳膊碰碰一直没说话的田小七。

"我爸妈还好，平时不怎么强迫我。"田小七用手挠挠头。

"哎，还是田学霸的爸妈好。你说，同样是爸妈，这态度怎么就有天壤之别呢?"毛毛羡慕地望着田小七。

"你说，同样是爸妈的儿子，这考试成绩怎么就有天壤之别呢?"林夏夏故意学着毛毛的语气调侃他。

小茯苓和田小七先是一愣，接着一起大笑起来，眼泪都快笑出来了。

慢慢地，嬉笑声停了下来，车里开始安静下来。

张大强从后视镜里发现，几个小家伙已经进入了沉沉的梦乡。他无奈地摇摇头，小轿车风驰电掣般地向海边驶去。

睡梦中，小茯苓正在苦恼自己差劲的游泳水平，突然头顶冒出一个巨大的黑影。

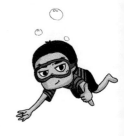

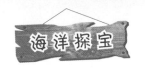

　　"难道是水怪?"她惊慌地抬头一看,天啊,居然是条鲨鱼。只见那条鲨鱼身长足足有五米,身体上长有黑色的条纹和斑点。尤其是它的模样最令人胆寒:宽扁的大脑袋,牙齿又细又密。

　　分不清是敌是友,小茯苓不敢贸然打招呼,只能尽量往珊瑚礁后躲藏。她担忧地去看那条"舍己救人"的海参,发现它已经变成了礁石的颜色,似乎与礁石融为了一体,哪还能看出什么海参啊。

　　小茯苓不禁莞尔:"这家伙还挺狡猾,也会变色龙那一套啊。"

　　她焦急地盼着头顶的"炸弹"快点消失,哪知事与愿违,那颗"炸弹"仿佛在故意逗她,在头顶盘旋了一圈又一圈,而小茯苓的心也像过山车一样,跟着呼啦啦上去,又呼啦啦下来。

　　终于,"炸弹"的耐心似乎消失殆尽,停止了寻找,摇头晃脑地准备离开。

　　小茯苓刚想松口气,突然"嗖"的一声,"炸弹"冲到了她面前,把她结结实实吓了一大跳。

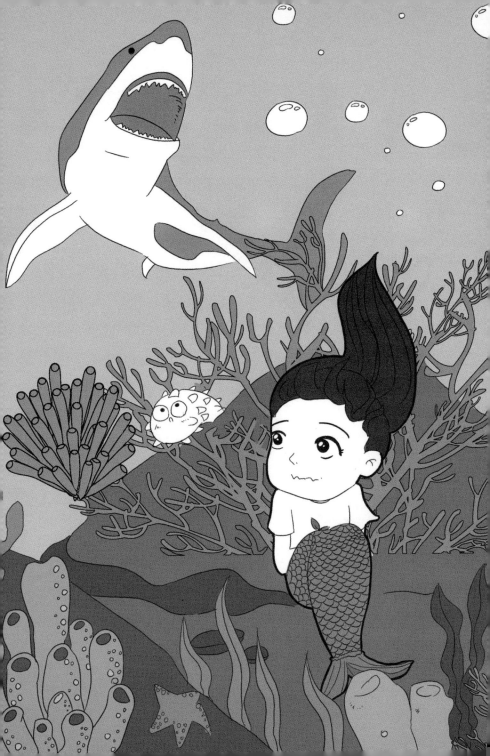

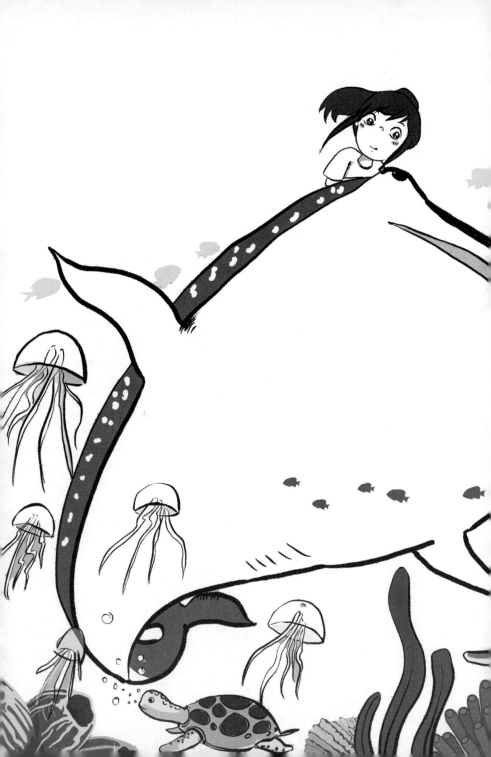

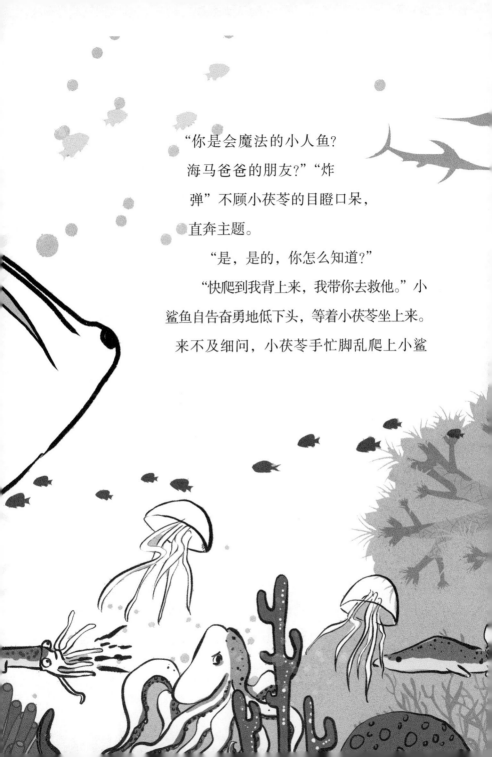

"你是会魔法的小人鱼？
海马爸爸的朋友？""炸
弹"不顾小茯苓的目瞪口呆，
直奔主题。

"是，是的，你怎么知道？"

"快爬到我背上来，我带你去救他。"小
鲨鱼自告奋勇地低下头，等着小茯苓坐上来。

来不及细问，小茯苓手忙脚乱爬上小鲨

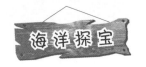

鱼的背。

"坐好了啊。"随着一声叮嘱，小鲨鱼像一柄离弦的箭冲了出去。

撅着屁股伪装的海参，这才抬起头，"哼，原来是一头小鲸鲨，害我藏的好辛苦。"说完冲两人远去的方向翻了个白眼。

小鲨鱼告诉小茯苓，它是一只幼年鲸鲨，叫尼莫，刚才玩耍时恰巧碰到了慌不择路逃跑的乌贼，看它腕足里还抓着哭丧着脸的海马，尼莫就知道这家伙肯定没干好事。它悄悄地尾随其后，看到乌贼把海马爸爸关进了珊瑚礁监狱，有两只章鱼在看守，尼莫趁他们不注意时，悄悄游了过去，海马爸爸告诉它去找小人鱼——小茯苓。

"你为什么不救海马呢?"小茯苓很奇怪，小鲸鲨虽然还是个孩子，但块头大，对付章鱼应该绰绰有余吧。

"我不敢。"尼莫愧疚地低下了头。

小茯苓想起了海洋馆漂亮阿姨的话:鲸鲨虽然模样令人胆寒、块头也大，但性情温顺，以海水中浮游生物为食，对人没有攻击性，反而因为拥有鱼翅而常被猎杀，但是它会害怕章鱼却出乎小茯苓意料。

"章鱼很厉害吗?"她疑惑地问尼莫。

"章鱼虽然块头没有我大,但它武艺高超,会放毒烟。"尼莫心有余悸地说。

"烟雾有毒?"

"当然啦,它的烟雾有麻醉作用,别看我个头大,也很容易被麻痹,最后失去嗅觉和方向感。章鱼还有个名字叫八带,因为它头部长着八条又当手又当脚的腕足,腕足上的吸盘非常厉害,一旦被它吸住,再被它鹦鹉状的嘴咬住,就会中毒而死。章鱼肉营养丰富,有益气补血、收敛生肌的作用,但大家都不敢打它的主意,因为它太厉害了,连海洋世界里的霸主虎鲸都打不过它。"

小茯苓大吃一惊,没想到小小章鱼这么厉害。

很快她们就来到了一片散发着阴郁气息的珊瑚林,尼莫负责引开两条看守的章鱼,小茯苓轻而易举地把珊瑚礁监狱给摧毁了,海马爸爸得救了。

正当她们高兴地抱头庆祝时,突然一声断喝:"干什么呢?"回头一看,原来是一只

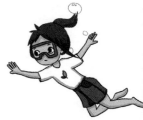

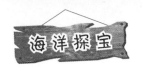
章鱼兵发现了她们。

"不好，快跑。"小茯苓抱起海马爸爸就狂奔而去。

"想跑，站住。"章鱼舞动着长长的腕足紧追不舍。

一时间，小茯苓的耳边只有此起彼伏的喘气声和啪嗒啪嗒的划水声。

章鱼很快就追了上来，小茯苓觉得一只脚被章鱼的腕足缠住了，接着是另一只脚，她重重地摔在了地上……

"到了，到了。"突然，耳边响起了毛毛的喊声，小茯苓睁眼一看，原来已经到了海边。

长在绳子上的"美味"

碧海、蓝天、白云，群山环抱，远处，浩瀚无垠的大海与湛蓝的天空汇成了一线，好一幅美丽的画面。养殖区一眼望不到头，被分割成了一片片水域。波光粼粼的海面上"星光"点点，走近一看，才知道是橡胶做的圆形"葫芦头"，"葫芦头"下边密密匝匝地悬吊着一根根细绳。

"大强叔叔，这些绳子是干吗用的？"田小七好奇地问。

"带你们去看看，自己找答案。"为了解开大家的困惑，张大强亲自驾船带大家前往海上一探究竟。

随着渔船不断前行，四个小伙伴隐约看清了"长"在绳子上的一串串海带和海蛎子。

海蛎子的壳就是爷爷说的牡蛎，所以，也算是大家的朋友了。

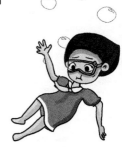

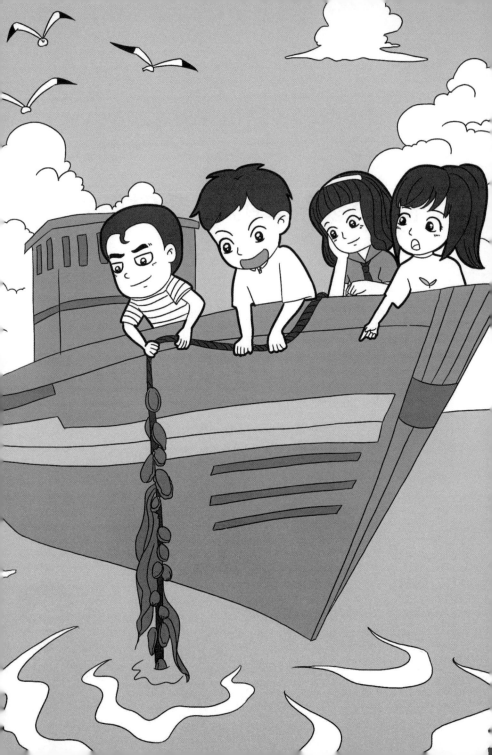

田小七用船上的弯钩钩住了一串牡蛎串，可惜太沉了，他根本就拉不动。毛毛手忙脚乱地想去帮忙，被脚下的绳索绊了一下，跌倒在甲板上，险些跌了个狗啃泥，乐得大家哈哈大笑。最后还是张大强解了围，随着"嗬"的一声，一串牡蛎和几根长长的海带脱离了海面。

"海带和牡蛎怎么长到绳子上啊？"

经历了赶海，小伙伴们都亲眼见到了岩石上的牡蛎，很是不解为什么用绳子养牡蛎。

"海蛎子靠吃海中的浮游生物生活，它呼出的二氧化碳和粪便分解产生的氮、磷等营养盐，正好提供给海带进行光合作用，而海带光合作用产生的氧气，又正好供给海蛎子进行呼吸作用；海带产生的碎屑又成了牡蛎的食物。"张大强侃侃而谈。

"好聪明。"田小七情不自禁赞叹。

"但是美中不足，在海底，还会有一些粪便和废物的沉积，怎么处理呢？"张大强故意卖了一个关子，吊足了大家的胃口。

大家摇摇脑袋，急切地等待答案的揭晓。

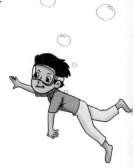

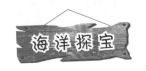

"这就得终极大BOSS（头目）出场了，它就是——海参。"

"海带的碎屑、牡蛎没有分解的粪便，都会成为海参的食物。海带光合作用产生的氧气，也会供给海参利用。反过来，海参的粪便分解成氮、磷等营养盐，会被海带吸收利用。这样，海带、牡蛎和海参就形成了一条食物链，互惠互利，既有利于各自生长发育，又降低了海水污染。"

"好完美的生物链。"

"海参原来是牡蛎和海带的清道夫啊。"

"这清道夫也有点太贵了吧。"

大家叽叽喳喳议论起来。

"今天的午餐'三缺一'，就差海参了。"毛毛盯着被拉上船的那串牡蛎和海带，垂涎欲滴。

"可惜现在是夏天，海参都在'夏眠'。"大强不无惋惜地说。

"夏眠？只听说过有冬眠，还有夏眠？"田小七以为自己听错了。

"没错，是夏眠。夏天来了，由于太阳照射，海水表面温度开始上升，生活在海底的浮游生物浮到海面上来繁殖，靠吃浮游生物为生的海参就很难再找到食物，只能进行'夏眠'减少进食。"

"还有一个原因就是海参比较娇气，当水温超过20℃时，它嫌热，就会转移到海水较深的地方，不吃不喝睡大觉。"张大强耐心地解释。

"百闻不如一见，真长见识啊。"小茯苓叹道。

"还百闻呢，我连闻都没闻过。"毛毛难得服软。

"叔叔，这个牡蛎，是不是前几天新闻上说的那个在丹麦泛滥的生蚝啊？"林夏夏突然想起了前几天看的新闻。

"噢，就是那个当地人不吃，求我们帮忙去吃的那个生蚝啊。"小茯苓也恍然大悟。

"还是咱们的网友慷慨，在评论区问，是吃成濒危还是吃成珍稀啊？"毛毛挤眉弄眼地调侃着网上的评论，一副跃跃欲试的样子，果然是个小吃货。

"生蚝是牡蛎的一种，营养价值也比牡蛎高，个头也比牡蛎大。"毕竟见多识广，张大强对这些细微的差距了如指掌。

"那么容易泛滥，肯定很容易养活吧。"

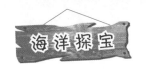

耳濡目染，小茯苓也成了小小推理家。

"只要水温合适，不到一天它的卵就能发育成幼虫，幼虫很柔软，在水里游啊游，游到二十天左右，就能长出硬硬的外壳，然后再寻找合适的石头'安家落户'。"

"什么是合适的石头啊？"小茯苓疑惑不解。

"涨潮时浸入水中、退潮时凸出水面的石头。"

"为什么寻找这样的石头啊？"

"这就是它们的聪明之处。涨潮时，海水涌上来，它们浸泡在海水里，可以尽情地进食水中浮游生物；退潮时，它们就露出水面，尽情呼吸新鲜空气。"

"可是，你的牡蛎怎么长到绳子上啊？"

"以前确实是用石头养殖，叫抛石，把石头撒到浅海滩涂上，吸引牡蛎来'安家落户'，等牡蛎成熟后，就能采收了，但是运石头太费劲，后来又改成竹筏架子，但竹筏容易被台风吹散架，现在都采用这种漂流养殖法，不仅省事，还高产呢。"

一问一答中，大家又增长了不少知识。

"牡蛎肉非常有营养，被称为'海洋里的牛奶'，它的钙含量是牛奶的两倍，铁含量是牛奶的二十一倍，碘含量比牛奶和蛋黄高出二百倍，所以，吃牡蛎既能美容又能防病。"

"牡蛎壳也有大作用……"

"知道，它是中药牡蛎。"不等张大强问完，四个小家伙异口同声地喊道。

"真厉害，这都知道。"张大强欣慰地夸奖大家，不无感慨地说："现在的学校教的知识可真多。"

小伙伴们交换了一个会心的微笑，谁也没说这些知识都是从爷爷那儿学到的。

"再给你们讲个牡蛎的趣事。"张大强神神秘秘地说："牡蛎是世界上的变性高手。"

"什么，性别都能变？"

"男的变女的，女的变男的？"

"变性鱼？"

"鱼妖？"

仿佛听到了天方夜谭，小伙伴们难以置信，眼珠子都快瞪出来了。

"呵呵，是真的。当海水温度适宜、海

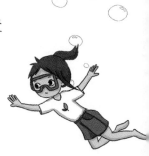

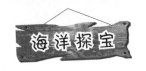

中浮游生物较多时，也就是说有好吃好喝伺候着时，牡蛎就喜欢变成女牡蛎，当没吃没喝时，它们就喜欢变成男牡蛎。"

　　"既当爹，又当妈，还真是辛苦。"

　　"看吧，富养女穷养男。"毛毛调皮地戏谑。

　　"那中午我们山珍海味，你就吃糠咽菜吧。"林夏夏冲毛毛调侃。

　　"对，让你挨饥受饿。"小茯苓也不忘补上一脚。

　　"切……"毛毛被堵得无语。

　　"哈哈哈哈"，看到毛毛的囧（jiǒng）样，大家都开心地笑起来，欢快的笑声在海上飘荡开来。

名不副实的鲍鱼

　　到了中午，热情的大强给大家准备了一桌丰盛的海鲜
大餐。

　　"来，快来尝尝这个原壳鲍鱼，原汁原味，最是鲜美。"

　　只见白瓷碟中卧着十头鲜鲍。鲍壳晶莹，鲍肉形体饱
满、肉质细嫩，一旁卧着一棵肥厚的花菇，花菇旁轻巧地
偎着两朵翠绿色的西兰花。鲍壳上淋满了咖啡色、琥珀般
的卤汁，浓而不俗，香气逼人，色、香、味俱全，真
是令人喜爱。

　　张大强热情地招呼四位小客人，给每位都
夹了一个。

　　小茯苓轻轻咬了一口，肉质柔嫩细滑，
富有弹性，肥而不腻，香气醇和。

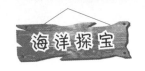

"味道好鲜美啊。"

"真棒，真好吃。"

几位小客人吃得满嘴留香，赞不绝口。

"鲍鱼也是一种鱼吗？"小茯苓从名字上推断。

"它虽然叫鱼，可跟鱼一点关系都没有。"

"那它是什么？"毛毛停下筷子，好奇心膨胀。

"它啊，是一种贝类，跟海螺有点沾亲带故。别看它的外壳黑不溜秋，壳内可是五彩缤纷。"张大强边招呼大家，边娓娓道来。

林夏夏拿起一个空壳，果真，壳内是光滑的珍珠层，闪着缤纷的珍珠光泽。"还真是啊。"她啧啧称赞。

"它还有个美丽的名字，叫'千里光'。有人说它的色彩能照到千里之外，还有人说它有明目的作用，能使人看到千里之外的光。"看几个小家伙学习的热情超过了吃的热情，张大强索性放下筷子认真地解答起来。

"它也能治病啊？"

四个小伙伴惊得目瞪口呆。

"那当然了，它可是大名鼎鼎的中药'石决明'。"张大

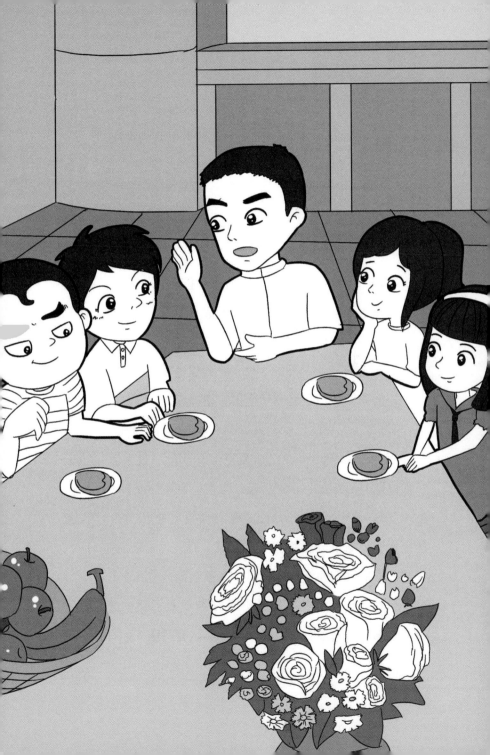

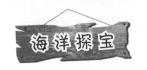

强竖起了大拇指，"它有平肝潜阳、清肝明目的作用。"

"能治什么病？"实在听不懂这些专业术语，毛毛直奔主题。

"头痛头晕、高血压、脾气暴躁，还能治头昏眼花和发烧引起的手足痉挛、抽搐。"

"叔叔，熬夜太多，眼睛熬红了，能用这个治吗？"小茯苓想到妈妈熬夜加班的辛苦，感觉症状跟这个能对得上。

"嗯，能治。走的时候给你妈妈带几头，吃肉熬汤都管用。"仿佛看穿了小茯苓的心思，张大强也算"对症下药"了。

一向爽朗的林夏夏突然变得扭扭捏捏，欲言又止。

"怎么了？夏夏，有话就说啊。"小茯苓鼓励她。

迎着几道好奇的眼光，林夏夏小声问道："这么个小东西，吃喝拉撒怎么解决？"说完，脸红得跟个苹果似的。

"嗯，这个问题问得好。"张大强赞赏地点点头，"大家仔细看看，它的壳边缘有一排小孔，这排小孔就是它呼吸、排泄、摄取食物和繁殖的通道。大家数数，有几个孔。"

自从听说能入药，田小七就仔细观察了碟里的那只鲍壳，只见它的壳形右旋，扁而圆，形状有些像人的耳朵，螺旋部很小，位于壳面的一侧，外壳粗糙，有一环一环的生长线。那排小孔他早就发现了，此时，数了数，正好九个孔，便说道："九个。"

"我这个八个。"

"我这个六个。"

"怎么不一样啊？"

张大强这才不紧不慢地解释："长到九个孔的鲍鱼基本就成熟了，这时候的鲍肉最好吃，鲍壳内面也有了美丽的珍珠光色，这时候的鲍壳入药效果最好，所以，又叫'九孔螺'。"

"原来是这样啊。"四个小伙伴若有所思。

"它只有半个壳，在海里怎么保护自己，会不会很容易被吃掉？"想到鲍鱼的生存能力，小茯苓很是杞人忧天。

"放心吧，它自有自己的生存之道。"张大强一副高深莫测的神情。

"鲍鱼有惊人的附着力，当遇到敌人时，它宽阔有力的足会迅速紧紧地吸在岩石上，只把坚硬的外壳朝向敌人，它的壳很坚硬，

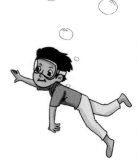

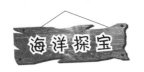

敌人只能望壳兴叹了。"

"所以，要想捉鲍鱼，只能眼疾手快，出其不意把它从岩石上铲下来，在它还没醒悟时立马捉住，不再给它重新吸附的机会。"

"还真拿它没办法啊。"毛毛拿着一个鲍壳翻来覆去地看，实在不服气。

"也不是没办法，章鱼就是它的敌人。据说，章鱼碰到鲍鱼时，会用它的腕把鲍鱼壳上的小孔堵塞，让它没法呼吸，最后使它窒息丧失吸附能力，然后再用腕上的吸盘把鲍鱼从岩石上吸下来。"

"真是一物降一物。"田小七惊讶地感叹。

"天外有天，人外有人。"毛毛文不对意地补充了一句。好在大家已经习惯了他的"语出惊人"，也就见怪不怪了。

治病的珍珠

"毛毛，你是鲍鱼，你妈妈就是那条章鱼吧。"林夏夏想起毛毛见了他妈妈，就跟老鼠见了猫似的，这个比喻倒很恰当。

"果然一山更比一山高。"小茯苓也来推波助澜。

"呸呸，我妈妈才不是章鱼呢。不过鲍鱼到挺适合我那"更年期提前"的老妈吃，最近我老妈动不动就头晕眼花，心慌，自己睡不着觉还冲我发脾气。"毛毛小声嘟囔道。

"这个治不了你妈妈的病。"张大强听清了毛毛的自言自语。

"你妈妈失眠、烦躁、爱发脾气，属于中医里的心神不宁，石决明没有宁心安神的作用，但是珍珠母有这个作用。"

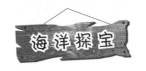
"珍珠母是什么？珍珠的母亲吗？"小茯苓仰着脸问道。

"珍珠我知道，妈妈的脖子上就戴着一条珍珠项链，还是紫色的珍珠，我妈妈可喜欢呢。"林夏夏对妈妈的宝贝珍珠项链显然不陌生。

"现在说的是珍珠母，不是你妈妈的珍珠。"毛毛不满地打断了林夏夏的话。

"你们知道珍珠是怎么形成的吗？"张大强问大家。

"是珍珠贝肚子里产生的。"林夏夏想到课外书上的知识。

张大强点点头，开始了科普讲座，"你们认识的蛤蜊、河蚌啊之类的贝类动物，受到沙子等外来刺激后，感到不舒服，就会分泌珍珠质，把沙子一层一层包裹起来，日子长了，就形成了一颗晶莹可爱的珍珠。取走了珍珠以后的贝壳就是珍珠母。"

"珍珠贝原来是孕育珍珠的母亲啊。"毛毛调皮地皱皱鼻子。

"叔叔，珍珠也有宁心安神的作用吗？"田小七继续追问。

"嗯，它比珍珠母的作用还要强，中医上称'安魂定魄'。"大强点点头答道。

"不能迷信。"小茯苓一脸认真的表情。

"不是迷信，我们平时开玩笑说把魂都吓掉了，就是说人受到惊吓后精神恍惚，神志不清。珍珠的作用就相当于把这个吓掉的魂给找回来。古时候，没有西医，小孩子受惊以后晚上发高烧、说胡话，手脚抽动、不停啼哭，就常用珍珠和蜂蜜拌匀到一起来治疗。"

"上次你躲在楼梯口，突然跳出来吓唬我，就差点把我的魂给吓掉。"胆小的林夏夏摸着胸口，一副心有余悸的表情。

"下次再受惊吓，回家就把你妈妈的珍珠吃了。"调皮的毛毛不仅没有愧疚，还打起了林夏夏妈妈珍珠的主意。

"我妈妈还不打死我啊。"胆小的林夏夏可没这胆量。

"珍珠可不能吃，药店里卖的珍珠都是磨成粉入药的。磨粉之前还要与豆腐和水一起煮，把珍珠上的油腻去掉。"

珍珠还能跟豆腐一起煮！！！真是闻所未闻。

"我记得妈妈以前用的面膜就是珍珠粉面膜，珍珠能美容。"爱美的林夏夏小声说。

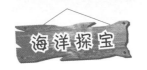

"嗯，历史上的慈禧太后就常吃珍珠粉美容养颜。珍珠粉不仅能美容，还能止血生肌，比如被刀砍伤了，被火烧伤了，被水烫伤了，都能用珍珠粉来促进伤口愈合，以前渔民出海就常带着珍珠粉。"

"珍珠这么美，为什么会有'人老珠黄'的说法呢？"小茯苓显然不能理解。

"人老珠黄？那是什么意思？"毛毛一脸茫然。

林夏夏对毛毛的浅薄不屑一顾，"人老珠黄是用来形容那些年纪渐老，已经姿色不再的女子。"

"要想回答这个问题，首先要知道'珠黄'二字是怎么来的？"张大强卖起了关子。

这回大家都摇了摇头。

大强不紧不慢地解释："珠黄中的珠，指的其实是白色珍珠，用珍珠变黄来形容女子的容貌变老，是有缘由的。大家可能不知道，珍珠本身是有生命力的，随着时间的流逝，它本身的光泽会逐渐减弱，最终变得暗淡无光，颜色发黄，也就是所谓的'珠黄'。而光泽是珍珠的灵魂，一旦失去了光泽，变成了'珠黄'，珍珠也就失去了价值。"

"这么说来，珍珠还真像一个美丽的女子，不管再怎么美丽，过个几十年，还是避免不了衰老，失去本身的美丽啊。"田小七感叹道。

"珍珠的生命力，一般也只能保持六七十年。所以，古人用'人老珠黄'这个词来形容女子的衰老，是十分贴切的。"

张大强一番话说得条理清晰，浅显易懂。小伙伴们连连点头，十分佩服。

"叔叔，你知道的可真多。"田小七佩服地说。

"我以前在珊瑚村养过珍珠，当然知道啦。"张大强笑嘻嘻地望着大家。

"珊瑚村？珊瑚建的房子吗？"田小七好奇地问。

"珊瑚村是个村子名，但他们村的房子确实有好多是珊瑚建的。"

"在哪里？我们能去看看吗？"小茯苓非常向往。

"没问题，就是有点远，咱们快吃饭，吃完饭就出发。"

小伙伴们风卷残云般吃了起来。

会呼吸的房子

　　珊瑚村确实有点远，大约两个小时的车程。一下车，孩子们就惊呆了，珊瑚村，果然名不虚传，放眼望去，随处可见用珊瑚石与茅草砌建的房子。不仅房屋、围墙是用珊瑚石砌成的，连有的路也是用珊瑚石铺成的。

　　大强告诉大家，珊瑚村其实是个货真价实的渔村，傍海而建。珊瑚屋是祖辈传下来的，那时建房子，没钱买砖瓦，只能就地取材，用牛车把海石花从海边运回来，削切平整，建房子、砌围墙、搭篱笆，甚至铺路。

　　"海石花是什么？"小荠苓还是第一次听说"海石花"这个词。

　　"当地人把珊瑚石叫作海石花。"大强一边走一边给小伙伴们介绍。

"为什么叫海石花啊？是海底的石头上开出的花吗？"林夏夏好奇地问。

张大强点点头，"珊瑚生在海里，像美丽的花儿开在石头上，所以叫海石花。"

再去看那些建房子的海石花，果真千姿百态，有长方形的，有正方形的，也有多边形的；砌围墙的海石花更是千姿百态，有的恍如盛开的菊花，有的似一节节莲藕，还有的则像风吹拂留下的波纹，好看极了。

"好美的村子啊。"小茯苓情不自禁地赞叹。

"可惜现在住这样房子的都是老人和孩子了。年轻人几乎都跑到城里去住了，他们也看不上这些珊瑚屋了。"张大强在这里养过珍珠，对村里的情况比较熟悉，说话间领着大家来到村口的一户人家。

家里的主人正在补渔网，是一位六七十岁的老人，身体矍铄，面膛黝黑，旁边有个小孙子，正在帮忙。

"李叔好，身体还好吧？"张大强放下给老人带的礼物，热情地握住了老人的手。

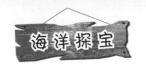

老人看到大强，非常高兴，热情地招呼大家喝水，听说是来看珊瑚屋，立马把这个"艰巨"的任务安排给了孙子，大强则跑去拜访以前的老朋友。

小孙子叫李小帅，跟毛毛同龄，跟着爷爷在海上摸爬滚打，肚子里满是故事，五个孩子很快就建立了亲密的伙伴关系。

"小帅，这些珊瑚石是用什么粘起来的？"在村里绕了半天，田小七指着珊瑚石之间的白色东西问。

"海石花被水一淋就粘合到一起了，不用专门去粘。"显然，李小帅不习惯"珊瑚石"的称呼，固执地称呼"海石花"。

"不用黏合剂，太神奇了。"

"这些，珊……哦，海石花，又轻，孔又多，建的房子能结实吗？"

"你别门缝里看人，海石花长得很慢很慢，又在海底待了千百年，硬得很，结实着呢。"一说起珊瑚石，李小帅满满的自豪。"它有孔怎么了，有孔还会呼吸呢，建的屋子冬暖夏凉，比你们城里人的空调还好使。"

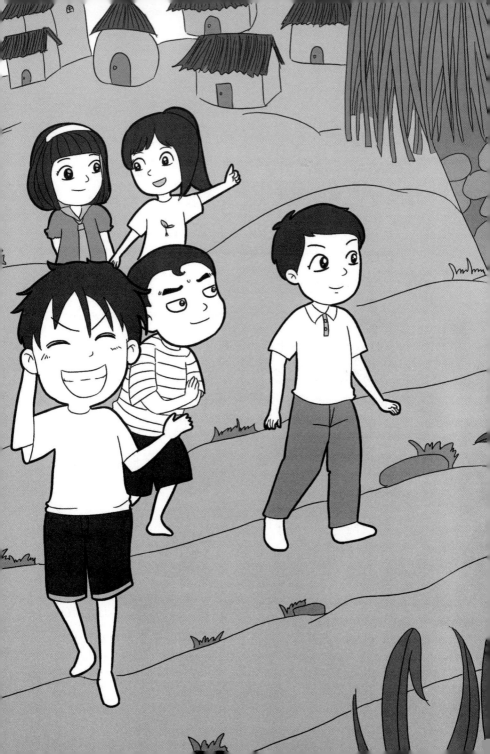

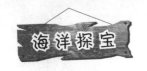

"海石花不是石头吗，怎么会生长？"小荞苓吃惊地问。

"海石花是死的，但珊瑚虫是活的，我叔叔说海石花是珊瑚虫的骨头聚到一起形成的，我叔叔是海洋大学的博士，可厉害了，什么都知道。"李小帅自豪地显摆。

"珊瑚虫是什么？"小荞苓问。

"它是一种腔肠动物，腔肠动物就是中空的圆柱体。海水经过它的消化腔时，食物和钙质就会被它吸收。珊瑚虫聚在一起生活，这种群体生活的珊瑚虫骨架联在一起，肠腔也联在一起，所以，有许多'口'，却共用一个'胃'。随着骨架不断扩大，形成了各种姿态的珊瑚。"李小帅像模像样地学着叔叔的话。

"珊瑚长得挺像树枝，我还以为是海底的植物呢。"林夏夏也很吃惊。

"珊瑚虫是动物，它们在海里还打仗呢。"李小帅越说越激动，"别看它们白天老老实实待着不动，晚上可嚣张了。"

"怎么嚣张？"毛毛听到打仗，非常兴奋。

"它们会伸出长长的手和隔壁的珊瑚'打架'，还会放毒气，谁打赢了谁就能抢地盘，打输了的就乖乖被打赢的埋到底下，成为垫脚石。"

"这么霸道啊。"林夏夏小声说。

"它们是为了争阳光、抢地盘、夺食物，争不过就只能等死，否则，它们才不会打仗。"李小帅扯着脖子为珊瑚虫辩解，听不得别人说珊瑚虫坏话。

"吹牛，你见过它们打架？"毛毛问。

"叔叔带我去珊瑚石滩的时候告诉我的。我叔叔是专门研究海洋的，他才不会说谎呢。我长大了要向他学习，回来保护海石花。"李小帅豪情万丈地宣誓。

"珊瑚石滩？那是什么地方？"显然，田小七的注意力在珊瑚石滩上。

意识到自己说漏了嘴，李小帅警惕地左瞧瞧、右看看，压低嗓门小声说："珊瑚石滩就是产海石花的地方。"

李小帅的神神秘秘激起了毛毛的好奇心，他猜想那里肯定藏着宝藏，李小帅肯定是怕他们抢才故弄玄虚，故意拿话激他："那你带我们去看看。"

"不行不行，除了村里人，外人都不能知道。"

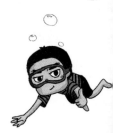

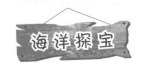

"你吹牛，肯定没有什么珊瑚石滩。"

"我的话比珍珠还真，骗你是小狗。"李小帅梗着脖子急得脸红脖子粗。

要知道，在淳朴的乡村，说谎可是一件奇耻大辱的事情，李小帅有这样的反应也不奇怪。

"那你带我们去看看。"毛毛显然不达目的不罢休。

李小帅沉默了，他心里快速盘算着：不带他们去肯定被当成撒谎的孩子；带他们去，被爷爷知道，少不得一顿骂，说不定还得挨一顿胖揍，想到自己的屁股将要火辣辣得疼，李小帅不寒而栗。

"你悄悄带我们去，我们保证谁也不说。"仿佛看穿了李小帅的心思，田小七想了个两全其美的办法。

"对，我们保证不说。"三个小伙伴异口同声地说。

李小帅咬着嘴唇继续沉默，田小七和其他三个小伙伴紧张地盯着他，仿佛怕他突然之间跑了似的。

李小帅倒是没跑，只是突然一跺脚、一咬牙，豪气冲天地说："好，我带你们去，但你们得保证谁也不能说。"

李小帅心里犹豫着要不要学电视上歃（shà）个血、立个誓，可是想到歃血要割破手指头，太疼了，最后还是打消了这个念头。

最后，他抬头望了望越来越黑的天，郑重宣布："今天来不及了，马上就天黑了。咱们先回家，你们都住我家，明天再出发。"

小伙伴们只好打道回府，因为心里揣着秘密，每个人都兴奋得小脸通红，却又要小心翼翼掩护，实在是憋坏了。

回到家，爷爷已经准备了丰盛的晚饭。转了半天，几个小家伙都饿了，狼吞虎咽地吃了起来。

"哎，你们知道吗？"李小帅突然神秘兮兮地问。

"知道什么？"小伙伴们嘴里塞着满满的食物，停止了咀嚼，大张着嘴巴，等待李小帅宣布"重大事件"。

"珊瑚虫就一张嘴。"李小帅意味深长地说。

"一张嘴怎么了，谁不是一张嘴啊？"田小七一头雾水。

"一张嘴啊，你想想，吃的拉的都用一张嘴。"

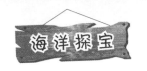

"噗……"林夏夏和小荇苓把嘴里含着的食物准确无误地喷向了坐在对面的毛毛，简直比发射对空导弹还要精准。

毛毛头发眉毛上挂着满满的米粒和菜叶，他愤怒极了：安安静静吃个饭也能"躺枪"。突如其来的"无妄之灾"使他暴跳如雷，猛地跳起来追着李小帅打，李小帅边围着桌子转圈，边吱哇乱叫抗议："又不是我喷的你，你怎么不去找喷你的人，哼，就知道你重色轻友。"

田小七笑弯了腰，话都说不利索了，就差钻到桌子底下去了；小荇苓和林夏夏则用手指着毛毛的头发和眉毛，"你……你……"，笑得快岔了气。三个小伙伴丝毫没有同情的意思，简直就是火上浇油。

"你故意在吃饭的时候说那些话，打的就是你……"

"小荇苓、林夏夏，还不帮我拦着他，你俩不报仇了？"

"田小七，你就看热闹哈，太不够意思了……帮我拦着他……"

毛毛同学无缘无故遭受平生之"奇耻大辱"，恨得咬牙切齿，恨不得变身一头猛虎扑上去，撕了李小帅。

李小帅又是作揖，又是告饶，又是答应帮洗衣服，作了无数个揖，说了无数筐好话，嘴皮子都快磨破了，总算熄灭了毛毛心中的"熊熊烈火"。

晚饭就在"一张嘴"引发的风波中结束了。

晚饭过后，大家围坐在小帅爷爷身边。

李小帅的爷爷祖上出过御医，到了他这代，多少懂点医术。平日里，乡里乡亲，谁家有个头疼脑热、磕伤碰伤，都跑来找他看病，把把脉、望望舌，开几副草药，抹点中药，一般也就好了，所以，他们家在村里威望很高。

田小七见窗台上放着很多瓶瓶罐罐，罐子上贴着红色的纸，纸上用毛笔写着中药的名字，他一一看过去，有他已经认识的乌贼骨、牡蛎粉、千里光，但绝大多数都还不认识。他的眼光最后停留在一味写着"珊瑚散"的瓦罐上。

"爷爷，珊瑚也能入药？"

"那当然，把它磨成粉，能治好多病呢。"爷爷乐呵呵地答道。

"树枝状的珊瑚，也能治病？！"小伙伴的眼珠子都快瞪出来了。

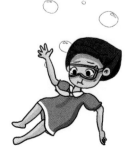

107

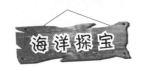

"有的人眼睛出了毛病，看东西模模糊糊，仿佛蒙着一层纱，就能用珊瑚粉末点眼来治。"

"好神奇啊，真是不可思议。"

"在我们渔民的眼里，珊瑚还能驱邪避魔，所以，很多水手都佩戴珊瑚。"李小帅自豪地补充道。

"处处留心皆中药啊。"毛毛拖着长长的尾音，文绉绉地感慨了一句，把大家都给逗乐了。

晚上，珊瑚屋里非常凉爽，小伙伴们很快就进入了甜甜的梦乡。

睡梦中，小茯苓正抱着海马爸爸狼狈逃跑，突然，感觉两条腿都被章鱼可恶的腕足给缠住了，然后她重重地摔在了地上。

没等她爬起来，更多的腕足就缠了上来，不一会功夫，她感觉腿、腰都被巨蟒般的腕足给缠住了，万幸的是两只手还没被缠住，腕足越缠越紧，她开始呼吸不畅。

恍惚中，她看见素来胆小的海马爸爸勇敢地冲了上来，结果被章鱼的腕足一巴掌掀翻在地，痛苦地挣扎着。

小茯苓安慰自己一定要镇定，她看到身边有一只牡蛎，突然想起了它锋利无比，曾划伤过田小七的手指，她立马抓了起来，用锋利的边刃去割缠在身上的触腕。

　　章鱼的触手像橡胶一样柔韧，但还是有一只被牡蛎锋利的边刃给割断了。她正想再接再厉去割第二只，却不想两只手也被缠住了，小茯苓被结结实实地绑成了麻花辫，她惊恐地发现自己正一点点被拖往章鱼的嘴里，她想起了尼莫的话，只要被章鱼咬了就会中毒，然后被毒死。

　　"完了，这下真完了。"小茯苓绝望地闭上了眼睛，但还是有些不甘心，她使劲往旁边滚去……

　　"小茯苓……，你怎么了？"小茯苓睁开眼睛一看，林夏夏正懵怔地摇晃着她。小茯苓擦了擦额头上的冷汗，长长地吐了一口气，好吓人啊，梦里的情景让她心有余悸。

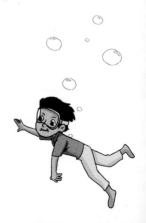

珊瑚滩遇险

吃过早饭，几个孩子跟爷爷打过招呼，风一般跑地无影无踪了。

在李小帅的带领下，五个孩子离开村子，沿着村头那条珊瑚石和泥土随意粘合的弯弯曲曲的小路，七扭八拐不知转过几个村头，途径一片怪石嶙峋的海岸线，来到一条长满高大仙人掌的小路，小路窄窄的，两边长满了仙人掌，只能一个人接一个人鱼贯通过。

"小心别被仙人掌刺'咬'了，'咬'了会很疼的。"李小帅专业味十足地提醒小伙伴们。

"可恶的仙人掌。"林夏夏对那些横眉冷对的刺甚是讨厌。

"它才不可恶呢，它能治疟腮。"显然，李小帅对家乡的一草一木都有深深的感情，容不得别人批评。

"痄腮是什么？"小茯苓显然难以理解。

"痄腮就是腮腺炎。"田小七回答完小茯苓，又扭头问李小帅："你怎么知道仙人掌治痄腮啊？"

田小七对痄腮可不陌生，二年级的时候曾惨遭它的"毒手"，当时自己帅气的左脸肿得跟猪头似的，打了一个星期点滴才治好，想不到仙人掌就能治。

"我当然知道了，我就让仙人掌治好过。"李小帅答道，"把仙人掌去了刺，剥了皮，捣碎后抹在纱布上，糊到脸上就行。"乡下的孩子都是在放养、粗犷的模式下长大的，治病方式也比较粗暴。

田小七再去看那些仙人掌，居然真的不讨人厌了。那些仙人掌虽然长在悬崖峭壁，甚至石头缝里，却显现出一幅生机勃勃的景象，更令人称奇的是，浑身带刺的仙人掌，枝头居然顶着一朵朵黄灿灿、娇嫩嫩的花。

大家一路披荆斩棘、小心翼翼地艰难前行，有点像西游记里的唐僧师徒，经历了九九八十一难，终于来到了路的尽头，拐个弯，珊瑚石滩就一览无余地呈现在眼前了。

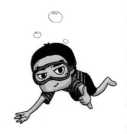

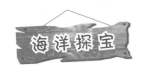

海洋探宝

碧波蓝天，一望无际的海，浪珠飞舞，涛声不绝。远处是一座低矮的山头，山上怪石嶙峋，绵延起伏，显然是火山喷发后形成的火山岩奇观。山下绵延的海岸线上布满了精美的珊瑚石，奇形怪状的珊瑚石在阳光的照耀下，或洁白如玉，或粉红如霞，跟一颗颗五彩的贝壳相映成趣，美不胜收。

"哇，好美啊！"除了李小帅，"取到真经"的小伙伴都被眼前的美景震撼了。

仿佛从神话故事中醒了过来，小伙伴们顾不上愣神，兴奋地挥舞着小手撒腿就向海岸线奔去。

"这么多宝贝，我可得多捡点回去。"毛毛把背上的背包扯下来，手忙脚乱地忙活起来，管它三七二十一，捡到了就往包里放，不一会，背包就满满地装不下了。

"哎呀，包太小了。"他一边懊悔自己带的包太小，一边把包里所有的珊瑚石都倒出来，一块一块"过堂"审视，鸡蛋里挑骨头，有瑕疵的统统丢掉，只捡最漂亮的带走，看看这块，瞅瞅那块，哪一块都不舍得丢，折腾了半天，也没丢下几块。

林夏夏和小茯苓则理性得多，两人只捡自己最喜欢的，基本都是颜色鲜艳的树枝状，可是喜欢的太多了，不一会儿，俩人的包也塞满了。

"李小帅，你捡什么呢？哎，这不是爷爷的磨脚石吗？"田小七吃惊地瞪大了眼睛。

"什么磨脚石，这是火山石，能治病的。"李小帅讨厌田小七把他心中神圣的宝贝说成搓脚石，语气十分不友好。

"这，这能治什么病？"田小七挠挠头，望着被海水打磨得光溜溜的石头，尤其是上边那些坑坑洼洼的小孔，心里一百个一千个确信这就是爷爷的磨脚石。

"治咳嗽。"为了增加可信度，李小帅一本正经地拿自己的亲身经历来证明："有一次，我突然咳嗽起来，感觉心脏都快被咳出来了，爷爷就把火山石磨成细粉，和蜂蜜掺和到一起，搓成丸子喂我吃。"

"治好了没？"毛毛装满了背包，也好奇地凑过来看热闹。

"你说呢？治不好，我还能继续捡啊？"李小帅很为毛毛的智商"捉急"。

"这么厉害啊，我也捡两块回去。"毛毛

113

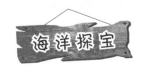

吐吐舌头，仿佛怕被抢了似的，急急忙忙跑到李小帅前面去了。

不知不觉，他们就来到了那座低矮的火山岩山丘下。

"李小帅，大强叔叔说在你们村养过珍珠，你能带我们去看看吗？"田小七纠结了好久的珍珠一直没看到，很是遗憾。

"珍珠啊？早不让养了，养珍珠会破坏珊瑚。"

"养珍珠会破坏珊瑚？"小茯苓吓了一跳，无论如何想不到美丽的珍珠会跟珊瑚有关。

"有珊瑚的地方适合珍珠生长，养殖户在海里打桩、拉尼龙绳，给珍珠喂抗生素都会害死珊瑚。"李小帅恨声恨气地说。

"为什么要保护珊瑚啊？"珊瑚虽然美丽，可珍珠也很漂亮啊，不能为了美丽的珊瑚就不要漂亮的珍珠了，林夏夏不能理解。

李小帅像看外星人一般盯着林夏夏，"哼，你知道什么。爷爷说了，破坏了珊瑚就是毁灭了家园。"

"为什么啊？"

"海石花结实，不怕大海侵蚀，海浪冲上来的时候，海石花挡在前边，保护了海岸上的石头，叔叔说它是保卫海岸的安全卫士。"说起海石花，李小帅像打了鸡血似的，很是兴奋，然后又指着海岸上的石头，骄傲地说："这，这，还有那些石头，要不是海石花大公无私英勇献身，早就被海水'吃掉了'。"

"原来是个天然屏障啊。"李小帅叽里呱啦说了一大堆话，愣是让田小七言简意赅、简明扼要一句话概括了。

"珊瑚礁还能保护生……生什么境来，"李小帅卡了壳，"哎，那个词叫啥来着？"

"生态环境？"田小七补充道。

"对对，就是生态环境，给更多的鱼啊虾啊提供……"李小帅使劲想着叔叔告诉他的那些话，怎奈，越想越想不起来，只好用自己的话翻译："就是给鱼啊虾啊贝啊海藻啊提供快乐家园。"

突然，有"砰砰"的声音从火山岩后传来。

"谁？"几个孩子你看看我，我看看你，

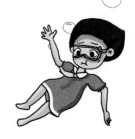

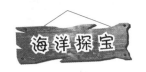
面面相觑。要知道，这个地方外人很少知道，他们几个也只是在李小帅的带领下偷偷跑来的。

李小帅把食指放在嘴边，做了个"嘘"的动作，示意大家不要出声，他悄无声息地爬上那座火山岩堆积的山丘，毛毛和田小七紧跟着也爬上去了，两个女孩子胆子小，只好老老实实等在原地。

三个小伙伴在一块大的火山石的掩护下，探头探脑地往下看，只见山丘后的那段海岸线上，停着一辆卡车，卡车旁边有几棵椰树与木麻黄树，树下散落着几架竹排，竹排显然是打捞珊瑚石用的。地上堆放着一筐筐珊瑚石，筐旁零散地摊放着大块大块的珊瑚石，有的已被砸碎，露出白白石花，正散发着一股股鱼腥味。四个膀大腰圆的男人正鬼鬼祟祟将砸碎的珊瑚石往筐子里装。

"他们在偷采海石花。"李小帅立即做出了判断。

"他们偷海石花干吗？"田小七小声问。

"烧石灰，做工艺品。"李小帅恨恨地说。

田小七明白了，李小帅曾说过海石花"经水一淋就粘合到一起"，其实就是石灰的特性，显然那些人偷挖了海石花，

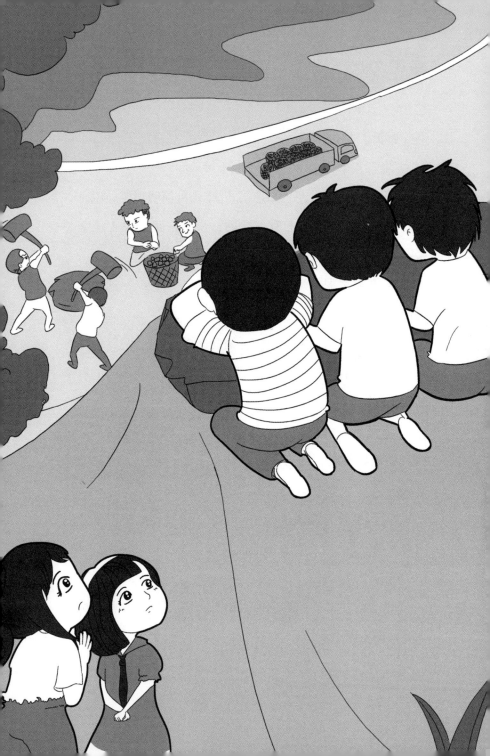

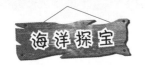

砸碎后卖了去烧石灰。

"烧石灰干什么用?"田小七不解地问。

"盖房子要用水泥,知道不?"李小帅简明扼要地说。

"知道啊。"田小七有点懵圈,烧石灰跟水泥有什么关系啊。

"石灰是水泥的妈。要造水泥,就得有石灰。"这个比喻真恰当,田小七立马就明白了。

"为什么不用别的东西烧,偏要选择海石花呢?"偷挖海石花是犯法的,可是这些人却不惜铤而走险,在田小七看来实在不划算。

"叔叔说,海石花中钙的含量很高,能达到98%,是烧石灰的最好材料,还有海石花烧出来的石灰白,大家都愿意买。"

"哎,别管它烧不烧的,咱们怎么办?硬拼,不是他们的对手啊。"毛毛一直警惕地监视着"敌人",打仗他不怕,怕的是打不过人家。

"我在这里盯着,你们回去给爷爷报信。"李小帅像个小大人似的吩咐道。

"不行，我不走，万一被他们发现了，我还能打仗呢，让林夏夏和小茯苓回去报信。"毛毛语气坚决地说。

这个主意不错，两个女生在这儿也帮不上忙，万一发生了冲突，还拖他们的后腿。

"我也同意。"田小七权衡利弊后说。

三个男生很快达成了一致，李小帅和毛毛差遣田小七去"传达指示"。

田小七只好爬下山丘，郑重地向两个女孩子"宣布"这个决定，一再强调是"集体讨论"的结果。

对于田小七的话，小茯苓选择无条件执行，林夏夏也没了主心骨，两人爽快地答应了，一溜烟跑没了踪影。

林夏夏和小茯苓心里紧张得要命，一步也不敢停歇，一口气跑到家门口。

"爷……爷爷……"俩人累得上气不接下气，扶着墙停下来，把院子里土里刨食的几只老母鸡吓得四散逃窜，还把正在腌鱼干的爷爷吓了一跳。

爷爷猛地站起身，把装鱼干的筐子都打翻了，他顾不上收拾满地的鱼干，赶忙问：

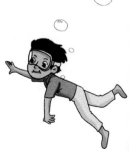

119

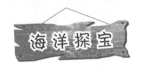

"出什么事了？小帅他们呢？"

两人断断续续，好不容易才把事情叙述明白。爷爷脸色严峻，顺手抄起一柄鱼叉就出了门，还不忘回头对两个女生说："快去村里找人报警。"

两个女孩子愣了半晌，回过神来，拔腿跑了出去。

爷爷一路小跑，一刻也不敢耽误，气喘吁吁地来到了珊瑚石滩。

石滩上散落着几个背包，可哪还有孩子们的身影，爷爷冷汗都冒出来了，他手脚并用、三步并两步爬上了山丘，山丘后的海岸线上，珊瑚石堆冷清清地矗立着，仿佛在冷冷嘲笑着爷爷……

再说小茯苓两人离开后，李小帅他们一边监视着偷珊瑚的人，一边焦急地等待"援兵"。

时间一分一秒过去了，李小帅看那些人开始把筐子抬上了车，心里一咯噔，"不好，他们要跑啦。"

"怎么办？"毛毛急得抓耳挠腮。

"追上去，看看他们的'老窝'在哪里？"田小七小声说。

"咱们两条腿可撵不上四个轮儿啊。"毛毛皱着眉头。

"一会我从后边爬到车上去,你们在这等爷爷。"李小帅跟爷爷出过海,平时在村里跳上蹿下,爬树下海都不在话下,更不用说爬车。

"不行,咱们一起去。"毛毛和田小七异口同声地说道。

"好吧,等他们发动汽车的时候,咱们要快点爬上去,记住要快。"

"好。"六只小手紧紧叠压在一起,一副视死如归的样子。

这时候,所有的筐子都已经装上了汽车,偷珊瑚石的四个人也迅速爬进了汽车驾驶室。

"快。"李小帅一声令下,一马当先冲了出去,绕到汽车后边,蹬着车轱辘,攀着车厢,"嗖"地爬上了汽车,还回头顺手拉了田小七一把。装珊瑚的筐子和筐子之间有缝隙,三个小家伙身材苗条,居然不留痕迹地窝了进去。

驾驶室里的人正顾着高兴,因为今天又能发一笔大财了,根本没注意有人神不知鬼不觉地爬上了汽车。

就这样,初战告捷,他们坐上了颠颠簸

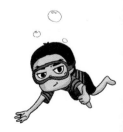

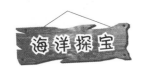

簸的汽车。李小帅仔细打量着走过的路，他要把这段路使劲记到脑子里。田小七悄悄地从筐子里摸出一些珊瑚石，隔一段路就扔一块。李小帅和毛毛立刻明白了他的用意，俩人也开始帮着扔珊瑚石。

或许是担心被人发现，偷珊瑚的人走的都是远离村庄的路，荒芜得很。最后，汽车居然开进了一片密林深处，林子里有两幢民房，四周有围墙，俨然一处"窝点"。

"不能被他们发现了，咱们得跳车。"三个人不约而同地想到了一起。

开进树林以后，偷珊瑚石的人放松了警惕，汽车也放慢了速度，但对于三个孩子来说，跳车还是很危险的动作。

可是现在，顾不了那么多了，他们脑子里只有一个念头：坚决不能被抓住，赶紧回去报信。

毛毛紧跟着李小帅跳了下去，俩人在地上打了个滚，坐起来抱着脚，疼得龇牙咧嘴，却不敢出声。

看到摔得七荤八素的两人，田小七心里一下子紧张起来，他闭上眼睛，心想"豁出去了"，猛地跳了出去，落地的瞬间，脚脖子处传来一阵撕心裂肺的疼痛，疼得他无声地咧着嘴吸气。

"干什么呢？哪儿来的小孩。"突然，树林中走出一个人，手指着他们大声喊叫起来。

顾不上疼痛，他们三个人跌跌撞撞爬起来，撒腿就向林外奔。

"站住，别跑。"身后传来了凌乱的脚步声，估计有四五个人吧。

"分开跑。"毛毛很有经验地大喊一声。三个小伙伴慌不择路地朝着不同方向跑了出去。

"站住，听见没有！"后边的人紧追不舍。

毕竟是孩子，体力和耐力都比不上大人，不一会儿，耗尽体力的三人就被抓了回来，然后像被拎小鸡一样带到了一间破房间里。

森林中一间破房子里。

田小七双手被反绑着，身旁毛毛和李小帅也以同样的姿势坐着。他们面前坐着两个奇怪的人：一个脸色蜡黄，高高瘦瘦，像根麻

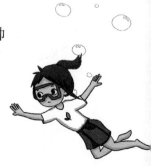

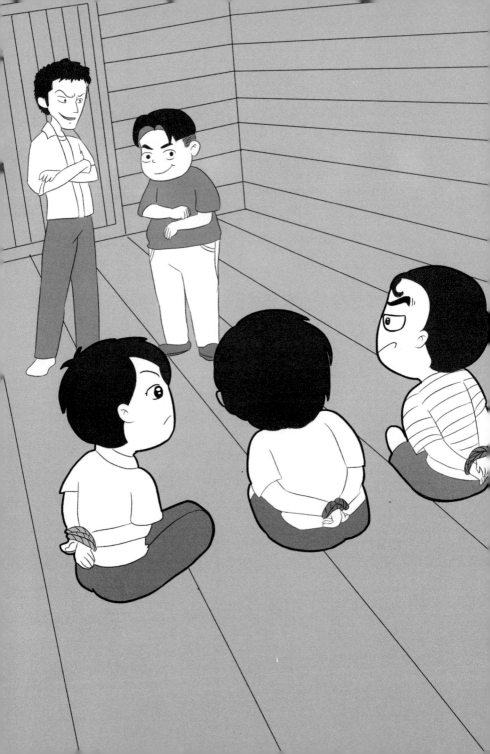

杆，另一个矮墩墩，肥头大耳，挺着又大又圆的肚子，像个胖冬瓜。

"你们干什么的?""麻杆"凶巴巴地盘问他们。

"我们捡贝壳的。"李小帅扬起小脸回答。

"捡贝壳怎么捡到森林里来了?""麻杆"显然不是好糊弄的。

田小七眼睛滴溜溜一转，嘴巴像抹了蜜一般甜："叔叔，我们本来在海滩上捡贝壳，后来累了，正好看到有车，就想搭个顺风车回家，不知怎么就跑到这儿来了。"

"呵呵，小鬼，你看到什么了?""胖冬瓜"咧着嘴巴，露出两颗明晃晃的大金牙。

"看到你们收工啦，我们也该回家了。"田小七故意装傻，装作不知道他们偷珊瑚石的事情。

"叔叔，快放我们回家吧，我肚子都饿了。"毛毛装着虚弱的样子。

"哈哈，小鬼，你们蛮聪明啊，放你们回家可不行。""胖冬瓜"笑眯眯地说。

"哼，笑面虎。"李小帅心里骂道。

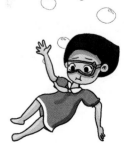

125

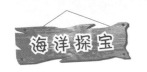

　　"他们肯定怕被人发现。"想到这里，田小七继续威胁："叔叔，我们不回家，爸爸说不定一会就找来了。"

　　"放你们回家也行，不过……""胖冬瓜"故意卖关子。

　　"不过什么啊？"毛毛紧张地问，他就知道肯定糊弄不了这俩家伙。

　　"不过得先拔了你们的舌头，省的你们出去乱说。""麻杆"露出凶狠的眼光。

　　"啊……"三个人吓得往后倒退了一步，脸色都变了。

　　"哈哈。"看到他们害怕的样子，"矮冬瓜"好像很开心的样子。

　　"你们老老实实在这待着吧，我们去找你们的爸爸。""麻杆"和"胖冬瓜"走了，把门也锁了。

　　"老大，怎么处理这三个小鬼？"出了门，"麻杆"问"胖冬瓜"。

　　"啧啧。""胖冬瓜"咂么着嘴，好像害牙疼，一副为难的样子，"放了他们？"

　　"不行不行，你忘了张老板的事了，坐了五年牢啊，五年啊。""麻杆"伸出五根手指，眼里充满了恐怖。

"那也犯不着杀人啊，这可是大罪，还是三条命。""胖冬瓜"用手摸着腮帮子，仿佛牙疼得更厉害了。

"老大，我有个办法。""麻杆"贼兮兮地说。

"什么办法？"

"找人伢子卖了。""麻杆"后两个字说得狠狠的。

"嗯，这个办法行，卖的远远的……""胖冬瓜"赞同地点头。

"麻杆"和"胖冬瓜"一走，三个小伙伴长长地舒了一口气。

"他们不会放过我们的，咱们不能坐以待毙。"毛毛打量着小木屋，眼光落在那扇窗户上。

"我先帮你把绳子解开。"李小帅弯下腰，把头凑过去，用嘴巴开始解毛毛手上的绳子……

李小帅跟爷爷出海时，在海上手忙脚乱时，腾不出手，学会了用牙咬绳子结，一会就把绳子解开了。

三个人都解开了绳子，李小帅分别踩着

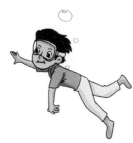

127

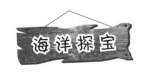

毛毛和田小七的一边肩膀，从窗户上爬了出去。他刚跑出森林不远，就碰上了一辆小轿车。

"坏了。"他撒腿就往森林里跑。

"小帅，小帅……"身后传来了爷爷熟悉的声音。

李小帅一个急刹车，回头一看，居然是大强叔叔开着车来了，后边还有两辆警车。

"快……快去救田小七和毛毛。"爬上车，李小帅立马指挥着他们去救人。

"快带路。"张大强紧张得声音都变了。自从听说三个男孩子丢了后，他担心得快疯了。

后来，发现了孩子们丢在路上的珊瑚石，就带着警察一路追来了。

田小七和毛毛被成功解救了出来，所有买卖珊瑚石的"坏人"也被警察一网打尽。不仅如此，警察还顺藤摸瓜，查获并摧毁了十座石灰窑，没收了二十吨珊瑚石，查处了非法卖珊瑚工艺品的十二家店铺，可谓大获全胜。

见到了真的美人鱼

劫后余生的三个男生终于回到了家里，林夏夏和小茯苓高兴得眼泪都流出来了，五个小伙伴们抱到一起，激动地又跳又笑。

"小帅。"听到叫声，李小帅回头一看，发现他那知识渊博的叔叔居然也回来了，叔叔是海洋大学的博士生，在李小帅眼里，叔叔是他们家最有学问的人。

"叔叔。"他猛地冲过去，李博士抱起李小帅，"嗷嗷"地在空中转了好几个圈。

"欢迎小英雄回家，我听说了你们的英勇事迹。"放下李小帅，李博士冲几个小伙伴竖起了大拇指："有勇有谋，临危不惧。"

受到博士的表扬，几个小伙伴不好意思

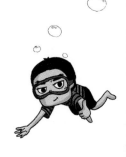

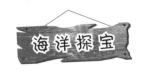

起来。

"叔叔，你明天带我们去珊瑚石滩玩吧。"李小帅摇晃着李博士的胳膊撒娇。玩不是李小帅的目的，他是想让叔叔显摆一下他肚子里的知识。

"明天不行，我要去研究基地，这次回来带着任务呢。"李博士摸了摸李小帅的头，遗憾地说。

"什么任务啊？"田小七一听研究基地，立马来了兴趣。

"我要去研究美人鱼。"

"什么，美人鱼？"

"美人鱼真的存在？"

几个小伙伴们眼珠子都快瞪出来了，他们还以为听错了。

"美人鱼不是只存在童话里吗？"

"有漂亮尾巴的美少女？"

"叔叔，带我们一起去吧。"

几个小伙伴围着李博士，七嘴八舌地说，容不得他插嘴。

"这个，……研究基地不接待外人。"李博士为难地挠了挠后脑勺。

几个孩子立马像霜打了的茄子一般——蔫了。

"要不，我打电话申请试试，可不一定能行啊。"看到孩子们沮丧的样子，李博士实在不忍心。

"好啊，好啊，试试，试试。"

李博士拿起手机跑到门外打电话了。

几个小伙伴紧张地等消息。

不一会儿，李博士回来了，脸色不好，大家知道肯定没戏了。

突然，他伸出双手，大声宣布："研究基地的领导说，'欢迎保护海石花的小英雄们去指导工作'。"

"啊，太好了。"

"叔叔你真坏，吓我们一跳。"

"我怎么没看到你跳起来啊。"

"坏叔叔，就知道开我玩笑。"

"哈哈，哈哈……"孩子们开心地打闹起来。

经历了惊险的一天，小伙伴们的神经终于松弛了下来，晚饭过后，他们很快就进入了沉沉的梦乡。

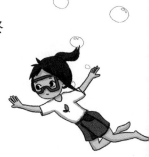

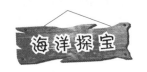

　　小茯苓睁着大大的眼睛，不敢进入梦乡。她害怕一旦进入梦乡又会做那个稀奇古怪的梦，她清楚地记得自己差点喂了章鱼。可是，毕竟提心吊胆了一天，她实在扛不住困意，上眼皮和下眼皮开始打架了……

　　睡梦中，小茯苓又来到了海底世界。

　　也许是命不该绝，小茯苓顺势一滚正好救了她的命。一块凸起的珊瑚礁恰好碰到了章鱼两眼间稍高处，那个位置刚好是章鱼的神经中枢，于是，它的神经中枢断裂了，绑住小茯苓的"手脚"也无力地脱落了下来。

　　经历了这场生死搏斗，小茯苓感到精疲力尽，大口大口地喘着粗气，真是死里逃生。

　　此时，尼莫也赶了回来，看到眼前的景象，它大吃一惊，无论如何不相信，凭小茯苓的小个子居然能杀死一只章鱼。

　　此地不可久留，尼莫驮着小茯苓，小茯苓抱着海马爸爸快速离开了乌贼和章鱼的大本营。

　　"谢谢你救了我，你可真是个大英雄。"海马爸爸崇拜地望着小茯苓。

"我也没想到自己会这么勇敢，真是侥幸。"小茯苓不好意思地挠挠头。

"美人鱼公主是不是有一头金色的长发和一条金色的鱼尾?"小茯苓想起了被关在砗磲里的那条美人鱼，凭直觉，她感觉那就是海马爸爸要找的美人鱼。

"是啊，你怎么知道?"海马爸爸焦急地望着小茯苓。

"她被困在一个砗磲里了。"小茯苓无奈地说。

"什么，砗磲?"海马爸爸和尼莫非常吃惊。

"你还记得砗磲的位置吗?"尼莫问。

"不记得了，只记得那个砗磲非常非常大。"小茯苓抱歉地说。

"这可怎么办?"三个小伙伴苦恼地说。

"哎，我有办法了，咱们去找珊瑚爷爷，珊瑚爷爷有一千岁了，见多识广，肯定认识你说的那个砗磲。"海马爸爸兴奋得满脸通红。

"对，珊瑚爷爷和砗磲都属于佛教七宝，珊瑚爷爷肯定认识砗磲。"尼莫也赞同。

"什么是佛教七宝啊?"小茯苓问。

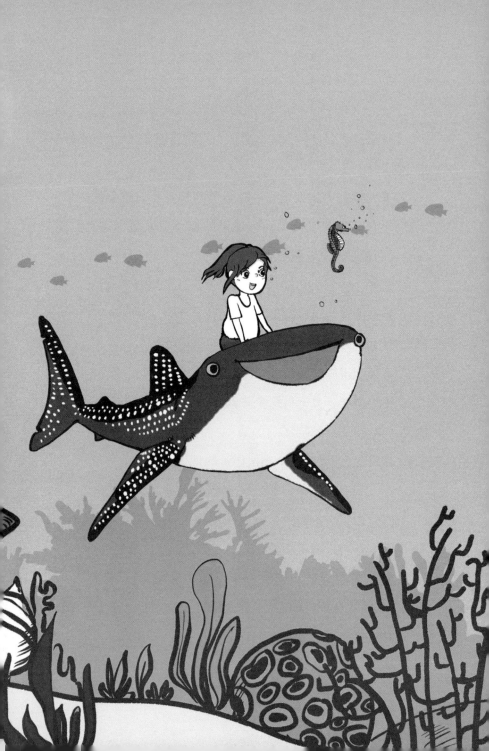

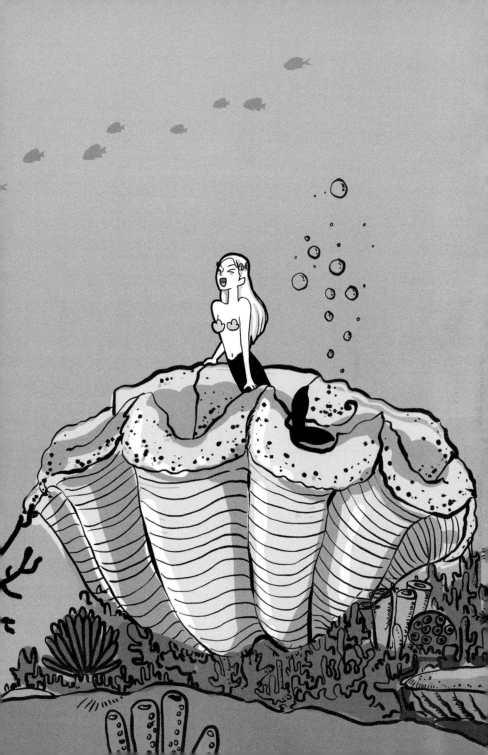

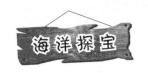
"金银、琉璃、砗磲、玛瑙、珊瑚、琥珀和珍珠。"尼莫摇摇尾巴回答道。

几个伙伴们很快就来到了一片红珊瑚丛中。这片珊瑚丛实在太美了，有的像奇形怪状的树枝，有的像正在怒放的花朵，有的像一柄漂亮的扇子，还有的像正在开屏的孔雀……

最重要的是，这是一片红珊瑚丛，红红的颜色犹如熊熊燃烧的火焰，把海水都染红了，连穿梭在其中的鱼也是红色的。

"这就是珊瑚爷爷的家。"海马爸爸一马当先，冲在前边。

原来，珊瑚爷爷是一株红色的大珊瑚，通体发出翼翼红光，红光之中，又泛着点点银花。不愧拥有了千年寿命，果真仙气十足。

小茯苓见到珊瑚爷爷，非常吃惊，因为她知道高品质的极品红珊瑚，比同等重量的黄金还要贵重数十倍，而珊瑚爷爷可以称得上极品中的极品了。

"爷爷，您认识砗磲吗?"海马爸爸直奔主题。

"它是海洋中最大的双壳类，壳长可达1.8米，重量可达

500千克呢，它尾端最精华的地方可以做佛珠及装饰宝石。"

"爷爷，砗磲属于佛教七宝，是吗？"尼莫问。

珊瑚爷爷点点头，"砗磲在我国古代已被视为一种宝物，人类认为砗磲能避邪镇煞，改变风水，所以常把它放到佛堂神桌上或供奉在家中作为镇宅之宝。佛门认为，使用砗磲念珠念佛可得一倍功德。"

"为什么认为砗磲有辟邪作用啊？"小茯苓很好奇。

"砗磲经过千百年的蕴育生长，散发出的能量磁场非常大，能调和人的身心，增强人的智慧。在清朝，六品官员的顶戴就是砗磲。连医学巨著《本草纲目》中都记载砗磲有镇心安神和凉血降压的功效。"

"这么神奇啊！"小伙伴们不约而同地感叹道。

"爷爷，你们都属于佛教七宝，你肯定跟砗磲爷爷是好朋友吧？"尼莫着急地问。

"五百年前由于一点矛盾，这个老家伙就不理我了，还搬了家，到现在也没来往。"珊瑚爷爷无奈地摇了摇头。

"啊？怎么回事啊？"小茯苓好奇地追问。

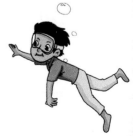

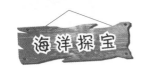

"唉，不说了。"珊瑚爷爷摆摆手，一言难尽的意思。

"爷爷，说说吧，我们保证只听不说。"海马爸爸摸着珊瑚爷爷长长的胡子，开始撒娇。

"好吧，这么多年过去了，说说也无妨。那个老家伙是男女同体，体内同时存在精子和卵子，当精子和卵子从出水孔一同被排出体外时，就会在水中结合，慢慢发育成新的个体。"

"这很正常啊，你们珊瑚虫不也是这样繁殖吗?"

"是啊，我就跟它开了个玩笑，说男不男，女不女，它就发怒了，到现在也不理我。哎，这个老家伙。"

"跟泰国变性人似的。"小莰芩心里窃笑，却又不敢笑出声。

"爷爷，小美人鱼公主被关到砗磲里了，我们想去救她。可不知道那个砗磲的位置。"海马爸爸苦恼地说。

"那个砗磲长什么样子?"珊瑚爷爷问几个小伙伴。

"很大很大。"小莰芩用力回忆脑海中的印象。

珊瑚爷爷摇摇头，笑着说:"所有的砗磲都很大啊，这可不是它的特点。"

"它旁边还有个更大的砗磲，那个砗磲挺有特点，壳的咬合处有一小块红色。"小茯苓用力回忆脑海中的印象。

"看来是血砗磲了。"珊瑚爷爷一脸严肃的表情。

小伙伴们你看看我，我看看你，面面相觑。

"砗磲在几千年乃至上万年的埋藏过程中，矿物质逐渐渗透到砗磲的肌理，才形成了这美丽的血色，所以，血砗磲是砗磲中的贵族。你们来找我就找对了，别人还真帮不了你们呢。"珊瑚爷爷微笑着说。

"真的?"尼莫跟小伙伴们难以置信地瞪大了眼睛。

珊瑚爷爷继续说："砗磲喜欢把自己固定在我们珊瑚礁上，又是数量极少的血砗磲，只要我问问我的珊瑚子孙们，肯定能找到它。"

"太好了，爷爷，你快问问吧。"海马爸爸迫不及待地催促着。

爷爷说："你们不用担心，我是珊瑚的老祖宗，我用精神电波传递一条信息，所有的珊瑚子孙们都会收到。你们就等好消息吧。"

只见爷爷闭上了双眼，嘴里念念有词，它的头上突然发出了一片红色的光芒，这片

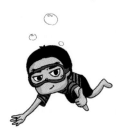

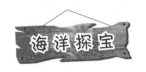

红光分散成千万条细丝样的光束，向大海的四面八方传递出去。

"哇，好神奇啊。"小伙伴们都惊呆了。

不一会儿，那些光束从四面八方又传了回来，聚拢成一片红色光团。

爷爷睁开眼睛，对大家说："血砗磲在碧玉珊瑚礁，你们快去救人吧。"

"好的，谢谢爷爷。"话音刚落，小伙伴们就消失得无影无踪了。

原来碧玉珊瑚礁是一片环状的绿色小岛。它一半淹没在海水中，露出海面的部分像一块翠绿的碧玉。海浪拍打着暗礁，溅出朵朵浪花。

"这片珊瑚礁怎么是绿色的啊？"小茯苓趴在尼莫的背上，大声问海马。

"植物的种子漂洋过海，落到这片珊瑚礁上，开始安家落户，就形成了这片绿色的小岛。"海马爸爸耐心地解释。

尼莫驮着大家游进珊瑚礁，果然，在珊瑚丛中，他们发现了几只大砗磲，这些砗磲镶嵌在珊瑚礁中，外壳色彩缤纷，与形态各异的珊瑚相映成趣，简直美不胜收。终于，他们发现了半埋在珊瑚中的那只血砗磲。

"看来，小美人鱼就被关在这只砗磲里了。"小茯苓指着血砗磲旁边的一只砗磲，蛮有把握地说。

"可是，它正闭着嘴巴，我们怎么才能打开它呢?"尼莫也犯了难。

"我有办法。"小茯苓灵机一动，把想法悄悄告诉了尼莫和海马爸爸，大家一致点头称好。

三个小伙伴寻了几个早已死去的大贝壳，耐心地潜伏在那个大砗磲的旁边，不知道过了多久，砗磲的两片贝壳慢慢地打开了。

"快，快塞上贝壳。"小茯苓大声指挥着尼莫，小伙伴们齐心协力地把捡的大贝壳塞进了大砗磲壳缝中。砗磲咬牙切齿，却又无可奈何，小海马和小茯苓从缝隙中游了进去。

小美人鱼正绝望地抱膝蹲在壳内，见到小海马和尼莫，惊喜地差点跳起来。可惜，她身体太虚弱了，小茯苓忙扶着她爬了出

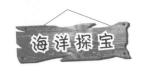

去……

"起床了，看美人鱼去了。"一阵吵吵嚷嚷的声音在耳边响起。小茯苓睁眼一看，天已经大亮了，毛毛和田小七已经穿好衣服来催两个女孩子了。

她嘴角挂着微笑，用自己才能听到的声音小声说："我不仅见到了美丽的美人鱼，还救了她呢。"

几个小伙伴在李博士的带领下，浩浩荡荡地来到了研究基地。

终于要见到传说中的美人鱼了，每个人都兴奋地满脸通红，叽叽喳喳揪住李博士问个不停。

"她会害羞吗?"

"她会说话吗?"

李博士笑而不语，神秘地冲大家眨眨眼，那意思是：告诉你们就太没意思了，一会自己找答案吧。

到了研究基地门口，有个海洋馆饲养员模样的人，领着他们来到一片很大的海域，环境像真的海边一样，有海草、沙滩，还有礁石。

"美人鱼呢?"大家紧张又兴奋地等待着。小茯苓尤其紧张:"会不会是梦中的美人鱼公主呢?"

"别着急。"饲养员叔叔和蔼地说,然后冲海里喊:"安吉尔!安吉尔!"显然,安吉尔是那条美人鱼的名字。

仿佛是听到了饲养员叔叔的呼唤,一个巨大的身影从远处游了过来。

那个大"家伙"越游越近了,大家屏住了呼吸,下巴都快给惊掉了。

只见那个"家伙"身体圆滚滚,看起来比海豹还健壮,乍一看像头大河马,简直就是水桶腰,哪里还有什么美人鱼的小蛮腰。它的眼睛是一对圆圆的小黑点,嘴巴长在脖子上,简直就是个丑八怪。

"这……这就是美人鱼?"田小七声音都打颤了。

"什么美人鱼,丑鱼怪还差不多。"毛毛也被打击到了。

"这跟电视上的美人鱼一点也不像啊。"李小帅有点懵,没想到叔叔会领他们来看这么个丑八怪。

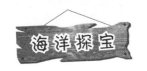

　　林夏夏和小茯苓同时哭丧着脸，互相对视了一眼，连话都说不出来了。

　　小茯苓无论如何也难把眼前的丑鱼怪跟梦中婀娜多姿的美人鱼公主联想到一起。

　　"是不是很失望?"博士问大家，其实不用问，看大家的表情就知道了。

　　"这个家伙叫儒艮，是公认的传说中美人鱼的原型。你们别看它相貌丑陋，它的性格却温和憨厚，更重要的是它是真正的海洋陆生哺乳动物，是名副其实的海的女儿。"

　　"可是，它跟美人鱼一点也不像啊，怎么会是美人鱼的原型呢?"田小七不解地问。

　　"儒艮本身是陆地上的野兽，后来因为海陆变迁，陆地变成了海洋，它被迫转移到海里。环境变化了，它的身体构造也发生了相应的变化，前肢变成了胸鳍，极像人手。"李博士耐心地给小伙伴们解释道，"最重要的是，雌儒艮的胸前有一对明显的乳房，位置和人相似，当它给幼仔喂乳时，用两只手抱着幼仔，头和上身露出水面，这时，人们从远处望去，活像一位抱着孩子的女人，因此，就误认为是'美人鱼'了。"

说话间，那只儒艮就游到了他们身边，它摆摆肥胖的身子，另外一只灰黑色的小儒艮从它身旁钻了出来。

"哇，还有只宝宝呢。"毛毛惊讶地大喊起来。仿佛听到了他的话，那只小儒艮抬起头，黑豆般的小眼睛直直望向他。

"哎，你们快看，它看我呢。"毛毛指着那只小儒艮惊喜地跳了起来。

"嗯，它一眼就认出你是最调皮捣蛋的。"小茯苓捂着嘴呵呵直笑。

"嫉妒，你就是赤裸裸的嫉妒。哼！"毛毛不甘示弱。

"其实它的视力不好，看东西很模糊。"李博士解释道，"但是它的听觉非常灵敏，肯定是听到你叫它宝宝了。"

"自作多情。"林夏夏在毛毛受伤的心里又补了一刀。

"宝宝，过来。"心灵受到伤害的毛毛朝小儒艮伸出了胖乎乎的小手。

小美人鱼回头"望"了他一眼，"扑通"

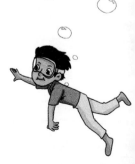

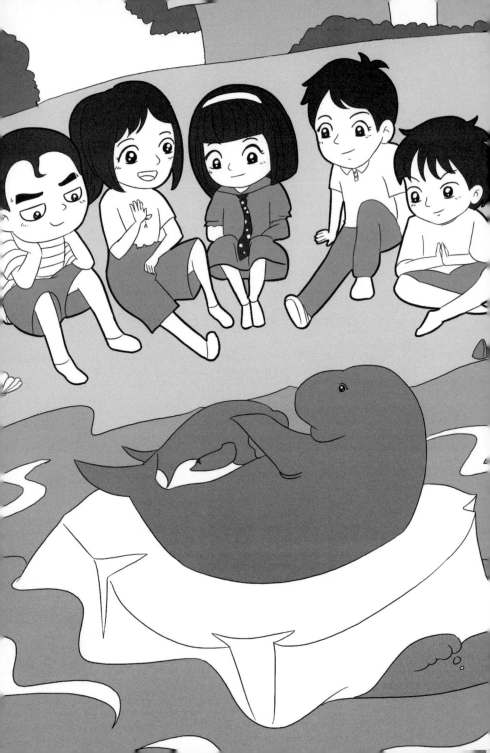

一声，跃进了水里，然后跟着妈妈摇摇摆摆游到一块礁石上去了。

果真是自作多情，真是出糗了。

"她要哺乳了。"博士轻声说。

大家一起看去，只见安吉尔靠在礁石上，露出了灰白色的肚皮，用"手"揽住了小儒艮，小家伙顺势钻进了妈妈的怀里，远远看去，安吉尔温柔地抱着她的宝宝，确实像极了人类的妈妈抱着孩子。

"以前的渔民，就是看到这个画面，才误把儒艮认为是立在水中的少女，才有了美人鱼的传说。"博士轻声地解释道。

"叔叔，它吃什么啊?"田小七好像十万个为什么，一肚子问题。

"它不挑食，属于海生草食性兽类，海藻、水草啊水生植物它都能吃。"

"叔叔，哪里有美人鱼啊?"李小帅心里盘算着有没有机会去捉一只。

"以前，广东、广西、海南和台湾南部沿

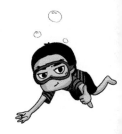

147

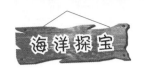

海，都有很多数量，但是因为人类的自私与贪婪，它的数量已经非常少了。"博士痛惜地说。

"肯定又是可恶的偷猎者。"田小七恨恨地说。

"儒艮的肉味道鲜美，身体里的油可以制成药，牙齿和皮可以做成好看的装饰，所以……"

大家都沉默了下来，这个沉痛的话题实在是太沉重了，为了人类的一己之私，就要牺牲那么多的动物，这真的超出了孩子们的承受范围。

苦恼的梦

恋恋不舍地告别了亲爱的李小帅，小伙伴们又回到了爷爷的小木屋。

这个暑假实在太难忘了，大家真正意义地赶了一次海，用毛毛的话说，顺便尝到了世间最美的海鲜。还见识了稀奇古怪的海洋生物，顺便认识了许许多多的中药，什么石决明、海螵蛸、海马、牡蛎、蟾酥、珍珠、珊瑚、砗磲、火山岩啊，太多太多数不清了。

还见到了传说中的"美人鱼"，虽然不是梦中金发婀娜的美人鱼，但谁又去在乎呢？更重要的是回去后要宣传抵制鱼翅，保护海石花……

总之，要做的事情太多了，如何把挖到的这些宝藏分享给更多的人呢？小伙伴们想

149

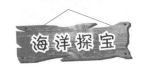
啊想，终于想出来一个办法，他们打算把今年暑假的经历写成一本书，给班级每个同学都发一本，让大家能了解更多的海洋，认识更多的中药，保护更多的鲨鱼，为海石花的保护和宣传做出更多的努力。

不仅如此，还要让同学们把这本书带给爸爸妈妈看，带给身边的叔叔阿姨看，让更多的大人暂停手中忙碌的工作，一起加入到保护海洋，保护海洋生物，保护我们美丽生态环境，挖掘更多中药为人来造福的行列中来。

总之，皆大欢喜，大家都很开心，珊瑚爷爷肯定也更开心。想到这，小茯苓甜甜地笑了。

笑过之后，又有了新的烦恼。

暑假过完了，大海也看过了，宝藏也挖掘了，海边的梦应该也做完了吧，可是，她最近频频做梦，做一些很奇怪的梦，什么古代的皇宫啊，红脸的胖子啊，黑脸的扁豆人啊，还有凶神恶煞的青脸汉子……

这是怎么回事呢……

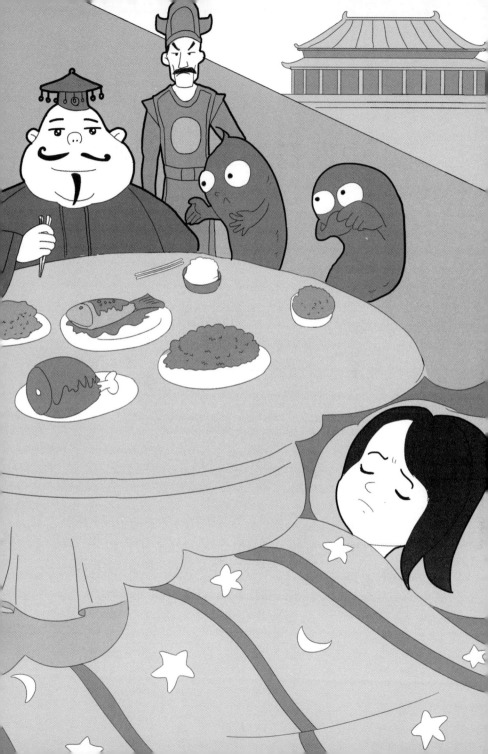

中医药知识小学堂

1. 海螵蛸

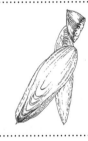

又叫乌贼骨，因为含有碳酸钙，所以能治疗胃痛、吐酸水，有"胃溃疡克星"之称；又被称为海里的"金疮药"，可以治疗外伤出血。

2. 石决明

是美食鲍鱼的贝壳，看上去质地坚硬像石头，所以叫"石"，因有明目的作用，被称为"决明"。古人把石决明研成极细的粉点眼，治疗眼病；石决明还能用来治疗头晕、头痛。

3. 牡蛎

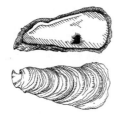

　　是海中鲜品牡蛎的贝壳，和石决明一样，都能够治疗头晕、头痛，还可以治疗失眠以及脖子上包块等。

4. 海马

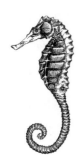

　　我们用的是海马的身体，这是补肾阳的药物，可以治疗老人夜尿多，或者是老人虚喘，还可以治疗各种外伤。

5.海参

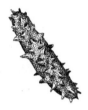

　　据说为海中之人参，故名海参。海参药用较少，多为食用，和海马一样，都是补肾阳的药物，和海马一样，都可以治疗老人夜尿多，也可以延缓衰老。

6.昆布

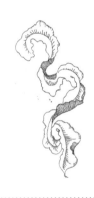

　　即我们日常食用的海带。古人认为海带像巨大的布，所以起名叫昆布。昆布可以治疗长在脖子上的包块，如缺碘引起的大脖子病，或者是甲状腺功能亢进。

图书在版编目（CIP）数据

海洋探宝 / 刘红燕著 . —北京：中国医药科技出版社，2018.7
（中医药世界探险故事）
ISBN 978-7-5214-0346-6

Ⅰ . ①海… Ⅱ . ①刘… Ⅲ . ①中国医药学－少儿读物
Ⅳ . ① R2-49

中国版本图书馆 CIP 数据核字（2018）第 134763 号

美术编辑 陈君杞
版式设计 锋尚设计

出版 中国医药科技出版社
地址 北京市海淀区文慧园北路甲 22 号
邮编 100082
电话 发行：010-62227427 邮购：010-62236938
网址 www.cmstp.com
规格 880×1230mm $^1/_{32}$
印张 5$^1/_4$
字数 67 千字
版次 2018 年 7 月第 1 版
印次 2018 年 7 月第 1 次印刷
印刷 三河市百盛印装有限公司
经销 全国各地新华书店
书号 ISBN 978-7-5214-0346-6
定价 19.80 元